U0304893

破译疾病密码

译病码

破疾密

柯云路

著

POYI

JI

BING

MINA

河南文艺出版社

· 郑州 ·

我不病谁能病我

柯云路

序

一位女记者患有子宫肌瘤，经分析知道了自己的疾病"密码"以后，很快治愈。

一位教授多年胃病，多方治疗效果不佳，在知道了自己胃病的"密码"之后，重新调整了生活，胃病不久就好了。

这些听来像奇闻，但确是平平常常的真实故事。

本书阐述了一些新的疾病学理论。如果以最通俗的方式讲，那么，我要告诉朋友们的是：人生病，除了通常所知的原因，还常常是有复杂的心理密码的。人生病，在一定程度上是因为有"需要"，是因为有"好处"。同样，在一定程度上，人生病与我们的潜意识有关。说得再简单一点，病由心生。心中有病，身体就有病。而且，具体什么心病与具体什么身病，常会有一种特定的对应关系。

如果往深刻了说，就是一大篇道理了，涉及许多学科。要有心理学、生理学、医学、精神分析学、语言学、思维学、社会学、生命科学等方面的相关理论了。应该说，《破译疾病密码》虽然力求自成体系，但它终归只是对人类已有文化和认识成果的一种新角度的整合。

建议朋友们在读《破译疾病密码》的同时，也读一读笔者的另一本著作《走出心灵的地狱》。《走出心灵的地狱》是理解《破译疾病密码》的钥匙。因为，剖析抑郁症本身就是认识许多疾病奥秘的钥匙。

《破译疾病密码》的有些篇章比较通俗，可以说是《走出心灵的地狱》的延伸，还有一些章节稍微深奥一些。然而，如果一个人真正关心疾病与健康这个课题，那么，《破译疾病密码》也是好读懂的。一些看来复杂的理论其实是好理解的，因为每个人对自己的生命都有体验。

心有灵犀一点通。人人都能心领神会。

希望《破译疾病密码》的基本观点会被越来越多的人理解。掌握这些基本观点将是特别有用的，它可以使我们少病、无病、去病。相信会有相当一些人在领会了《破译疾病密码》的理论后，能使自己从疾病的困扰中走出来，也可以帮助亲朋好友摆脱疾病，包括很多长期不愈的顽症。

这里，笔者想特别说明的是，我不希望热心的读者将我的观点绝对化。虽然真理在其每个发展的新阶段，最初都难免有某种绝对化、片面性的倾向，因为任何新思想不可能从其一开始就面面俱到，但我们应该尽可能避免绝对化和片面性。

同时还要说明的是，天下任何真理虽然都有足够事例来证明它，但也总能找到足够的例外来否定它。就好像任何一个人，你既可以找出足够的理由说他是好人，也可以找出足够的理由说他是坏人，但其实，真正的结论应该从总体上客观如实地评价。希望朋友们能从总体上客观如实地理解本书的理论，那么，其中的合理性几乎是大家都会最终认可的。

当然，各种商榷与交流，是笔者由衷欢迎的。

愿朋友们在阅读《破译疾病密码》的过程中，为自己争得更多的健康权利。也愿朋友们在身心健康方面发生一点奇迹。

目　录

性的作用。

积为意识的变化,在同步发展的基础上建立二者的全息对应。

疾病=情绪=表情=相貌=梦=神经症。

第一章

疾病新概念的提出

人类应该对健康有全新的认识,廓清在这个问题上的全部文化迷雾。

人类从其诞生以来,就一直在追求健康,然而,却常常认识不清健康的真正含义。当许多人用各种方式在通常的饮食、康复、休养、锻炼、医疗中寻找健康时,却常常没有得到真正的健康。

并非饮食、康复、休养、锻炼、医疗没有作用,它们无疑是有用的,问题是人们在寻求健康的同时,却在用更大的力量制造疾病,制造不健康。

一面在吃毒药,一面在拼命寻求解毒之药。这是许多人在健康问题上陷入的误区。

因此,应该刷新我们的思维,要擦亮眼睛,重新认识世界,认识自己。

要知道疾病由何而生，健康从哪里来。

我们的生理常常有不健康之处，人人皆知。

我们的心理更常常有不健康之处，这就不为许多人所认识。

我们的生活常常有不健康之处，是它在制造大量的心理及生理疾病。

家庭生活是生活的重要部分，家庭生活的不健康之处每日每时在影响人的健康。

我们所处的社会人际关系常常有不健康之处，它也在影响人的身心健康。

社会环境、自然环境也与人类健康有着紧密的关系，环境中的任何不健康因素都在通过暗示方式影响人的生理、心理状况。

我们的学校和教育应该是最健康的领域，然而，许多看来再健康不过的教育却是人类疾病的原因之一，相当多的病是"学校病""教育病"。

我们的医院更应该是健康的神圣殿堂，它帮助人们治疗疾病，寻找丢失了的健康，然而，恰恰在各种医疗中隐藏着许多人还未认识清楚的不健康之处。医院在治疗疾病，同时也可能制造疾病。许多医学文化在给人健康的同时，又在培养疾病与不健康。

我们的伦理道德规范着人类的共存，但其中的非健康因素也是制造疾病的特号温床。

广而言之，人类的整个文化是人类每个成员浸泡在其中的海洋，文化中的各种不健康因素是我们生理、心理患病的最大背景。

没有正确的健康观念，人类很难有真正意义的健康。

《破译疾病密码》提出的是一些新的疾病学理论。它并不排除以往医学对疾病的诸种理论,恰恰相反,它力图与以往医学有更多的接轨之处。然而,在肯定与继承已有全部医学成果(包括东方古文化中的医学理论成果)的同时,它毕竟是大胆地提出了自己的理论。

这或许只是对以往医学大厦的一点小小补充,却试图以其独特的见解使现代人对疾病的认识受到一点震动。

它希望使人们最终认清自己在疾病中所站的位置,使人们从对疾病的不清醒状态中清醒过来。

《破译疾病密码》把疾病放在一个大的系统中来考察。它把人的生理、心理与人的全部社会生活环境、与自然、与整个宇宙通融起来考察。

正是在这种整体的考察中,才能对疾病获得新的认识角度。

健康从来都是相对于不健康、相对于疾病而言的。

当人们不认清疾病与不健康时,健康也大多是空洞的概念。

我们的自信与力量,首先建立在对疾病的揭示上。破译了疾病密码,人类的疾病将被掀掉许多伪装。

疾病的真实面目暴露无遗,健康的旗帜才能插遍各处。当我们站立在相信自己的旗帜下,更多地运用自己的力量来解除疾病,调整自己的生理、心理健康,那是值得庆贺的一大进步。

第二章

多层次意识论

《破译疾病密码》一书的理论基础既有现代心理学、生理学、医学、思维学、语言学等多学科的已有成果，也有笔者在多年探索人类生命奥秘中的发现。

笔者在相关著作中曾就意识与物质的关系提出"意识即物质"[1]的观点。

笔者也曾就人体与宇宙的关系提出"人体—宇宙全息律"[2]。

但对本书最有直接意义的则是作者曾提出的"多层次意识论"。

"多层次意识论"是一个有重要意义的理论。这个理论建立在意识即物质、意识与生理相互全息、意识与宇宙相互全息几大原则的基础上。

它认为人的意识由六个层次构成：

第一个层次，是我们通常所说的"显意识"。

这是普通心理学研究的主要内容。它的核心部分是思维,当然,是普通心理学定义的那个思维。

中国古文化中所说的"识神",与此层次大致相当。

通常所说的理智,即是这个层次中的。

当然,也包括可以自觉的情感、"注意"、"意志"、"兴趣",等等。而更重要的是对情感、注意、意志、兴趣等等的"自觉"。

自觉,属于这个层次。

以自我感觉为基础的"自我意识",也基本属于这个层次。

这个层次的主要特点有:

(1)处于意识的最上层、最表面。如用金字塔比喻整个意识,它就是金字塔的顶端。

(2)因此,它的覆盖面积最小。

(3)然而它最集中,最鲜明,最确定,最显露。

(4)它以"我"自居。人在想"我"时,正是显意识攫取着主体位置。

(5)它总是力图统治整个意识,这是它的"本能趋势"。

(6)在许多情况下,它的确实现了这一统治。

(7)但是,在暗里,它又更多地被下面几层意识所支配、所决定。

(8)它与下面五层意识的相互关系是生动复杂的,充满了相互影响,相互渗透,相互斗争,相互控制,相互支配。

这需要一层层揭示。

(9)显意识影响外界的途径是三个:

通过支配人的行动直接影响;

通过支配人的言语影响、支配更多的人,继而影响社会与自然(可

以把言语理解为广义,各种各样的言语,形体言语,表情言语,操作言语,等等);

通过对意识的其他层次的指挥,表现出各种意念感应,来影响外界。

(10)显意识与人类社会的运动有相应性。

(11)显意识与自然的运动有相应性。

(12)显意识与语言文字有一致性。

(13)自我意识既然是显意识,所以,当我们想自我调整心理时,其实质就是显意识对自身及其他几个层次意识的调整。

(14)一切自我暗示的技术,还包括瑜伽、超知觉静坐、气功,都是显意识在调整其他层次的意识。

(15)显意识也不是密闭在大脑这个"容器"中的。当它以思想的形式、观想的形式、想象的形式在宇宙中、社会中遨游时,它实际上该被认为是"逸出"了大脑。

第二个层次,"下意识",或者可以说是"前意识"。

这是"显意识"与我们下面要谈的"潜意识"之间的过渡层次。

潜意识常常会显化为显意识,即"潜意识显化"。而当它半显化半不显化时,要显未显时,常常以"前意识"的形式表现出来。

显意识也常常会被压入、存入潜意识,即"显意识潜化"。而当它未被完全压入潜意识时,又可能以下意识、前意识的形式表现出来。

显意识对许多熟悉而成的习惯行为、言语,常常放弃对它的观照、管理,这时,也表现为下意识出来接管。如骑自行车、走路、吃饭时,许多动作都是下意识掌握的。

第三个层次,就是通常所说的"潜意识"。

发现它,是弗洛伊德的卓越贡献。

在这里,我们把它称为"狭义潜意识",以有别于我们在"多层次意识论"中提出的广义的潜意识概念。

对于"狭义潜意识",心理学家们一百年前已有了许多研究和发现。

我们要进一步揭示的是:

(1)"显意识"与"狭义潜意识"之间的更丰富的相互关系。

(2)狭义潜意识由潜至显的逐层显现规律。

(3)显意识与狭义潜意识对话的规律。

(4)正是由于上述三方面的揭示,我们不仅如弗洛伊德精神分析学那样认定:过失、口误、遗忘、梦、昼梦、醉境、精神神经症、精神病、自由联想等与狭义潜意识有关,而且我们还认定:

相当多的心理、生理疾病都与狭义潜意识有关。

可以说,狭义潜意识与人的生理全息相应。

(5)我们还将揭示狭义潜意识与生理相应的具体规律。

这就涉及最广义的语言学。

狭义潜意识把它思维的语言翻译成了生理的语言。

狭义潜意识永无休止地进行着这种生理化的语言翻译。

这是经典的定律一。

狭义潜意识进行这种生理化的语言翻译时,遵循社会文化提供的思维逻辑。

这是经典的定律二。

抓住了这两个规律,就抓住了揭示疾病具体形成规律的基本方面。

(6)弗洛伊德的精神分析学无疑已经注意到了狭义潜意识对情绪的支配与影响。我们则要更彻底地揭示这一点。

揭示狭义潜意识与情绪的相应性。

揭示狭义潜意识思维的语言如何翻译成情绪的语言。

狭义潜意识永无休止地进行着这种情绪化的语言翻译。

这是经典的定律一。

狭义潜意识进行这种情绪化的语言翻译时,运用社会文化提供的思维逻辑。

这是经典的定律二。

抓住了这两个规律,同样也就抓住了一切情绪具体形成规律的基本方面。

(7)我们将指出,疾病的生理状况正是狭义潜意识的"生理面貌"。

而情绪是狭义潜意识的"心理面貌"。

我们将提出完整的"潜意识面貌论"。

或者说"潜意识相貌论"。

(8)我们将指出直觉是一种狭义潜意识思维。

我们将深刻揭示,直觉的思维机制是依靠狭义潜意识的高速运算。

(9)由此,我们还将指出美感是一种直觉思维。

丑感自然也是一种直觉思维。

由此,我们也就解析了美感的思维机制的奥秘。

(10)同样,我们论证灵感同属于直觉思维。

它的思维机制也是依靠狭义潜意识的高速运算。

（11）中医讲"心藏神，肝藏魂，肺藏魄，脾藏志，肾藏精"，其中的神、魂、魄、志、精，大部分是指人的意识这一层次。

正是意识的这一层次与生理有着很大的相应性。

（12）这一层次的意识（即狭义潜意识），它对外界的影响是通过对人的生理、心理的潜在控制，通过过失、遗忘、笔误、口误、梦、昼梦、情绪、神经症、疾病、直觉、美感、灵感等对人的潜在控制，进而控制人的言行，从而实现的。

第四个层次，可以称为"超感潜意识"。

这是比通常心理学所说的狭义潜意识更深的意识层次。

这一层次的意识，最大特点是具有超感知觉能力。这包括遥感、透视、预测、洞察过去、思维传感、无所不知的回答问题，等等。

从理论上讲，人人都具有意识的这一层次，问题在于它是否得到开发、使用。

"超感潜意识"主要的特点还有：

（1）与整个人类的意识相通。它的许多超感知觉能力可以由此得到解释。

（2）它与以往说的狭义潜意识，就是上面讲到的第三层次相邻。两个层次之间常常很难有十分严格的界限，后者也在一定程度上表现出与整个人类意识相通的特点。

另外，狭义潜意识中的"直觉""灵感"也包含超感知觉能力的萌芽。

（3）"超感潜意识"比"狭义潜意识"更深层，它的显现就困难一些。

"超感潜意识"也是由潜至显地逐层显现的。

（4）"超感潜意识"，也有个显意识与它对话的规律问题。

因为它更深，与它的对话要比与"狭义潜意识"的对话更困难。

但同样有规律，有技术，有相似之处。

（5）开发超感知觉能力，就是掌握使"超感潜意识"显现的技术。

（6）它同样具有高速运算的能力。

而且，它的运算能力要比"狭义潜意识"更发达。

（7）总之，"狭义潜意识"的许多特点，在"超感潜意识"中以更高一级的形式存在着。

对"超感潜意识"这一意识的存在的认定，是目前科学界尚未完成的工作，然而，它将是人类认识自身心理的一个深入。

（8）"超感潜意识"的超感能力发展到极致，就显出主动性。

这就接近更深的第五层意识了。

第五个层次，"做功潜意识"。

这一层次的意识，最大的特点就是表现出意念致动、意念可能影响物质等"纯物理"的功能。

"纯物理"的说法很不严格，它只说明这样一个意思。

"做功潜意识"，根据各国初步研究，可以有如下规律性总结：

（1）"超感潜意识"对他人意念的控制能力中，已包含了"做功潜意识"的奥秘。

（2）由此，我们想到了宇宙中有"意念场"。"做功潜意识"搞意念致动等，无非是它运用了宇宙中的部分意念场。

（3）整个宇宙中的"意念场"与整个人类的意识场是相通的。

（4）每个人的"做功潜意识"与整个人类的意念场（意识场）相通。

（5）这里与中国气功中的"气"是相通的一个层次。

（6）气分阴阳。最大的阴阳之分，就是"意识"与"物质"之分。意识为阴，物质为阳。

意识是另一种物质，"阴物质"。

（7）由于对"做功潜意识"的研究，使我们进一步确认宇宙及人类世界的阴阳对立统一：

阴性物质与阳性物质；

阴性空间与阳性空间；

阴性时间与阳性时间；

阴性信息与阳性信息；

阴性能量与阳性能量；

这些范畴将在理论及实践中显示出极其重要的意义来。

第六个层次，"自性潜意识"。

这是与东方古文化中讲到的"自性""道""朴""空""无"等相同一的层次。

现代物理学的各种新思想正在使东方古文化中的这些概念显示出真正的物理学意义。

在"自性潜意识"这一层次，人的意识已融会于无此无彼、无生无灭、无有无无的"虚空"中了。

在这一层次，意识与物质的区分消亡了，一切分别都消融了，或者说都处于可以相互转化的状态中了。

意识与物质融合为一个共同的原始状态："虚空界"。

在此之前，现代物理学已经宣布能量与质量的分别、时空与物质的分别,从心理学的意义来说,都消融了,可以互相转化了。

现在,精神与物质也可以相互转化了。意识最本来的状态与物质最本来的状态是一个东西。

不二法门。

世界处于最原本的状态。

人的意识结构是金字塔,逐层扩大。到了这最后一层,是无限大,大得无分别了。

金字塔是由底向顶端建造起来的。人的意识也是这样形成的。

这时,六个层次就颠倒过来了。最下的层次,"自性潜意识"是最初的层次。

这最下的、最初的"虚空界"是亿万人不同的显意识及"自我"的共同的原始的出发点。

其实,亿万人的血肉身躯,也同样是由这最初的"虚空界"出发的。在其形成过程中,逐渐与意识分野。分而又分,成为生命,成为人。

应该说,本章与第三章的理论是稍有些"深奥"的,暂时不愿在这些抽象理论上停留的读者可以略翻一翻后直接开始读第四章。随后章节对妇科病、胃肠病、脊椎病、癌症等具体疾病的生动分析,可能会令读者更快进入本书的理论体系。

回过头来再重读这些抽象理论部分,可能效果更好。

《破译疾病密码》本身就有足够的事实分析与独立自洽的理论阐释,使人们接受新的认识。

注

【1】意识即物质,这涉及对意识及物质的重新界定,涉及对意识及物质关系的重新认识。意识是一种特殊的物质,是一种特殊的场,具有特殊的物理效应。意识这种特殊物质与它以外的物质有着奇妙的对应,奇妙的全息,奇妙的相互转化。

【2】"人体—宇宙全息律",主要包括五个方面:

(1)人体的局部与人体的全部全息对应;

(2)人的生理与心理全息对应;

(3)人的生理与宇宙(含人类社会)相互全息;

(4)人的心理与宇宙(含人类社会)相互全息;

(5)人体(生理加心理)与宇宙(含人类社会)相互全息。

"人体—宇宙全息律"要着重指出的几点是:

第一,全息是一种对应,是事物间的一种联系。这种对应、联系是通过运动,其中包括人类目前尚不掌握的运动形式而存在、而实现的。

第二,同时,全息也是通过能量、信息交换,包括人类科学目前还未掌握的能量及信息的交换而存在、而实现的。

第三,研究"人体—宇宙全息律",其最终的奥秘将与语言相通。或者说就是语言。当然,这是最广义的语言概念。最广义的语言概念,认为世界、宇宙间的一切运动、联系都是语言的"翻译"。全息是一种"翻译"。

第四,全息是一种特殊的对称。这是有别于电荷变号对称、镜像反射对称、时间反演对称这三大物理学对称的另一种对称。

第五,研究"人体—宇宙全息律",最核心的问题是拓深对人类心理也即意识的认识。

否则,对"人体—宇宙全息律"认识的深化就是笼统的,没有任何实质内容的。

人类至今最缺乏认识的领域,恰恰是自己的心理、意识,或者说"精神"。

深化对心理、意识的认识,由此深化对心理(意识)与生理关系的认识,再由此深化对心理(往往还连带生理)与宇宙关系的认识,这是极重要的工作。

要刷新人类对意识的认识,有必要提出新的意识结构的理论。

第三章

疾病常常是潜意识制造出来的图画

一

　　当我们有了多层次的意识论之后，当我们有了"广义潜意识"的概念之后，当我们对弗洛伊德讲到的潜意识——即"狭义潜意识"有了进一步深入的认识之后，当我们对潜意识与显意识的关系有更全面的认识之后，我们就可能对疾病有更进一步的认识。

　　我们就能把疾病放在一个非常明确的位置上。

　　要想真正了解疾病，就不能只看到疾病。

　　我们在这里还须进一步提出"潜意识由潜至显的层次递进"的理论。

现代人大多知道梦与潜意识有关，是潜意识所为。也有人还知道情绪是潜意识的显现。

殊不知潜意识有多得多的显现，而且从最隐蔽的显现到最公开的显现有多个层次。

潜意识由潜至显的层次递进

（提纲）

"潜意识由潜至显的层次递进"是专门概括潜意识（主要指狭义潜意识）的显示活动规律的。

潜意识总是在努力显示出来，表明它的态度、声音。这可以说是一个绝对的倾向和趋势。潜意识的绝对显示趋向，是潜意识显示活动的第一规律。即"绝对显示律"。

潜意识显示其声音的最终目标是进入显意识层次。

这个"终极目标律"，可以说是潜意识外显活动的第二个规律。

第三个规律，"间接显示律"。当潜意识不能直接进入显意识、显示为自觉意识时，或者当潜意识可能进入、但还未能进入显意识时，它就可能（常常是必定）暂时间接显示为人的心理、生理的图画。

这种心理、生理的图画，往往是形象地、因而也是隐讳地显示出潜意识的态度与声音，因此，它有可能最终被人自觉到而转入显意识。也可能始终不被人自觉，而永远不进入显意识。

第四个规律，这种心理、生理图画即使始终不进入显意识，没有成为人的自觉认识，然而，它作为潜意识的一种声音（隐讳的），仍然会起到作用。即所谓"隐讳效用律"。

第五个规律,潜意识由于不能进入显意识而显示为各种心理、生理图画,也有着由潜至显的多个层次。即"由潜至显多层次律"。

因为并不是所有的心理、生理图画都有同样深的隐讳程度,潜意识在未能进入显意识终极目标之前,可以把自己外显为不同的心理、生理图画。

它是根据情况来选择自己显示的"公开程度"的。

第六个规律,是"力量对比律"。

潜意识显示自己的趋向是绝对的,追求进入显意识这一终极目标也是绝对的。然而,显意识的压迫,也即人的理智依据其整个社会文化背景形成的审查,阻止潜意识显示出来。

这里,潜意识显示的趋势与显意识阻止其显示的压力就有一个力量对比。

这个力量对比首先决定潜意识能否进入显意识,何时进入显意识。

如若潜意识显示的能量很强大,显意识的压力较小,那么,潜意识就可能立刻或最终进入显意识。

如若潜意识不能冲破显意识的压力而进入显意识,那么,它就必定间接显示为心理、生理的各种图画,并且也因力量对比的不同,而做出由潜至显不同层次的显示。

现在我们来看看潜意识由潜至显的层次递进。

一、隐蔽的梦,未表现为梦的"梦"。这个层次,潜意识只显示为若有若无的、几乎使人难以觉察的、隐蔽的梦。人只能是隐隐觉得自己可能做了梦而已。

在这里,潜意识的显示可以说是最微弱的,微露头角的。潜意识还处在很"潜"的地方。

二、梦。在这里,潜意识以间接的、形象的心理图画显示了出来。但它只显示于睡眠中,显示于显意识休息的时候,显示于心理中,显示于倏忽即逝的状况中,显示于做梦者仅仅自己能够意识——而且还是很模糊、很容易遗忘的状态中。

潜意识在这里的显示,仍然是比较潜的、深层的。

三、催眠状态可以诱发出来的叙述。这是另一种形式的梦。

叙述本身常常是直接的,非图像的,非隐讳的。只是催眠这种状态完全麻痹了显意识的控制。

四、口误、笔误等过失。潜意识在非理智状态的控制下,借着过失的掩护,将自己显示出来。

五、"有意"遗忘症。"有意"记忆错误。甚至可以说,一切遗忘均属"有意",一切记忆错误也均属"有意"。

六、情绪。情绪在很大程度上是潜意识支配的,是潜意识的显示,是潜意识的心理外貌。

以上,过失、遗忘、情绪,都比梦要显示得更多了。

过失、遗忘、情绪不仅自己能够意识到,外界他人也能觉察到。

是更外显的图画了。

七、表情。与情绪相关联的面部表情,常常是潜意识显示的一个重要层次。人的大量表情不是由理智控制的,而是由潜意识显示而成的。

表情是一种形体语言。

全身的表情则是人的姿态。

人的姿态也常常由潜意识显示而决定。

八、相貌。人的相貌不仅由遗传及其他条件决定，在一定程度上还由表情累积而成。

表情是瞬间的相貌。

相貌是凝固了的表情。

因此，相貌在一定程度上是潜意识长期显示的沉积。

九、昼梦。这同梦可以类比。但是昼梦可以在显意识也觉察的情况下照做不误。它虽然还是潜意识形象的、隐讳的显示，然而，它对于显意识却是公开的了。显意识此时并不一定休息。

十、艺术创作。这是另一种形式的昼梦。一种"叙述"出来，要给众人共同观赏的昼梦。它无疑更外显了。

艺术创作同时也是另一种形式的情绪。

十一、精神神经症（简称神经症）：焦虑反应（焦虑症），抑郁反应（抑郁症）。这两种神经症很像"情绪"，是"持久的、稳定的情绪"。

十二、神经症：疑病反应（疑病症，怀疑自己有病），恐惧反应（恐惧症，如高处恐惧、广场恐惧、黑暗恐惧、幽闭恐惧，等等）、强迫反应（强迫症，强迫观念）。这三种神经症，都有一种多少相异于主体意识的"观念"形成，但也未形成独立形态。

十三、神经症：疲劳反应（神经衰弱）。潜意识在人的精神、生理诸方面都显现了出来，但还是隐喻的，非直接的。

十四、神经症：分离反应（包括人格解体，晕厥，精神——情绪性遗忘，神游状态，交替人格或多重人格）。

十五、神经症：性格反应（包括强迫性人格，转换性人格，抑郁性人格）。潜意识在这里已表现为稳定的人格，它改变了人格，占领了人格，

"创造"了人格。

这使得我们对健康、正常人格的形成、改变、再建的规律也有许多想象。

人的一切精神变态，非正常态，其实都是精神正常态的特殊情况。认识变态，认识非正常态，是认识常态的钥匙。

十六、神经症：转换反应（即癔病）。

十七、这一层次最重要。它由相当多数的疾病组成。疾病在相当大的程度上是潜意识显示出来的生理图像。这是《破译疾病密码》的重要结论。

在弗洛伊德心理学中，神经症是潜意识显示出来的。弗洛伊德一生对神经症做了大量的分析、治疗。现代医学的"心身医学"则强调心理因素对于一些疾病（称为"心身病"）的发生及病程演变起主导作用。《破译疾病密码》则把心理因素在疾病中的地位提到更高的位置。

相当多数的疾病都可以归结为潜意识制造的。

疾病在一定程度上是潜意识显示的图画。

疾病在一定程度上是潜意识的生理面貌。

疾病在一定程度上是潜意识的特殊表情。

疾病在一定程度上是潜意识的宣言及声明。

这一切论点，都有着深刻的含义。

十八、精神病，无论是功能性精神病（精神分裂症，情感性精神病，偏执狂等），还是某些器质性精神病，都可能有某种潜意识原因。或者说，潜意识都可能有着某种特殊的显示、表现。

二

熟悉弗洛伊德学说的人，知道他做了大量的分析论述，说明了潜意识与梦，与过失、遗忘、记忆错误，与昼梦，与艺术，与神经症之间的联系。《潜意识由潜至显的层次递进》提纲的新贡献在于：

一、把一切都系统化了，都整体化了。在"提纲"中，我们对人的一切心理、生理活动，都作为潜意识的显示而成了一个整体，一个系统。

一旦整体化、系统化，我们就能够更彻底、更全面地认识和把握潜意识的显示活动规律。

二、在这里没有忘记"表情""相貌"层次。一旦把这些看来人所共知的方面，作为独立的层次归入潜意识显示的结果，就立刻有了重大的意义。

三、在这里没有忘记"隐蔽的梦""未表现为梦的梦"。把这作为第一个层次是有深刻意义的。

四、特别重要的是，把相当多的疾病作为潜意识显示的一个重要层次提出来。对疾病增加这样的定义，这样的论断，有着重要的意义。

以往弗洛伊德理论中，注意的只是神经症。

《破译疾病密码》认为，人类相当多的疾病都是潜意识显示出来的图像。

神经症，特别是癔病，为揭示绝大多数疾病的潜意识原因、机制提供了钥匙。

神经症，特别是癔病，是潜意识制造诸种疾病的最典型的反映。相当多数疾病都带有一定程度的癔病的性质。

　　五、把情绪作为潜意识的心理图画而列为一个层次,也有重要的意义。情绪本身就是心理内容,通常的心身医学可能把它作为导致生理疾病的心理原因。

　　然而,在《破译疾病密码》中,情绪本身也是潜意识显示的图画。它可能也会通过生理、心理对应的机制直接制造疾病,但它自己首先要被潜意识制造出来。

　　潜意识既直接制造情绪,也直接制造疾病。情绪一旦被潜意识制造出来,它又帮助潜意识去制造疾病。

　　六、将由梦至疾病、精神病等一切现象,不仅归为潜意识的显示,而且将其由潜至显地层次化了。

　　层次化,使得潜意识的显示更规律化了,更清楚了,更便于我们从整体上把握它了。

　　在这里要说明的是:潜意识在疾病中的显露,一方面要比神经症更显,因为大多数疾病都有明显的躯体“相貌”。在另一方面,它又远比神经症(特别如癔病)更隐蔽,更潜。现代人很容易想到神经症是潜意识所为,然而,很少有人能想到相当一些普通疾病也是潜意识制造出来的。

　　“普通疾病”的出现都是那样“自然”,是那样的不引人注意自己的潜意识。因此,从层次上,它也可以排在神经症之前,与“情绪”层次相邻。

　　情绪是潜意识的“心理外貌”。

　　疾病则有可能是潜意识的“生理外貌”。

七、正是将梦(包括隐蔽的梦,昼梦)、过失(包括遗忘、记忆错误)、情绪、表情、相貌、艺术、神经症、相当数量的疾病(含精神病)都作为潜意识显示出来的图画系统化、层次化了,我们便有可能自然而然但又是有极重大意义地得到一系列结论。

1.第一个结论:关于梦。

梦就是一种过失。

梦就是情绪。

梦就是表情及相貌。

梦就是艺术。

梦就是神经症。

梦就是疾病。

梦几乎都是在犯"过失",梦中的许多行为都属日常犯规的。梦无不都是在流露情绪。梦是最隐蔽的表情及相貌。梦是艺术的最原始状态。梦是最小型的神经症。梦是许多疾病的注释与解释。梦一场即是病一场。

2.第二个结论:关于过失。

过失就是梦。过失实现一个梦想。

过失就是情绪。这显而易见。我说话说错了,无意中伤了你,这似乎是言语"过失",但潜在原因是我内心藏有对你的不满情绪。

过失就是表情和相貌。因为它们有可能同是表达情绪的手段。

过失就是艺术。曲折而象征地表达意愿。

过失就是神经症。这里含有极深刻的意义。一个过失,就是一次短暂的神经症。

过失就是疾病。一脚踏空的"过失"可以造成脚伤。潜意识可以以各种"过失"方式造成疾病。

3.第三个结论,关于情绪。

情绪就是梦。情绪同样在运用形象而曲折的思维,要实现某一个愿望。

情绪就是过失。这里有极为深刻的类比。

情绪就是表情和相貌。

情绪就是艺术。情绪的内在运动与实现主题的方式是完全的艺术。

情绪就是神经症。焦虑情绪持久化就是焦虑症,抑郁情绪持久化就是抑郁症。

情绪就是疾病。不良情绪凝固了就是各种疾病。

4.第四个结论,关于表情与相貌。

表情是瞬间的相貌。

相貌是凝固的表情。

表情(及相貌)就是梦。

表情(及相貌)就是过失。

表情(及相貌)就是情绪。

表情(及相貌)就是艺术。

表情(及相貌)就是神经症,就是某些疾病。因为它们同是潜意识的显现。

5.第五个结论,关于疾病。

疾病(含神经症)有时就是梦。

疾病（含神经症）有时就是过失。

疾病（含神经症）有时就是情绪。

疾病（含神经症）有时就是表情。

疾病（含神经症）有时就是相貌。

疾病（含神经症）有时就是艺术。

疾病有时就是神经症。有些疾病同焦虑症、抑郁症一样，都是为了应对某种生存困境。

以上五个结论中的每一条都有着极为重要的内容，都不是虚列的。

关于疾病的第五个结论，对于我们现在正在阐述的新的疾病学理论，尤为重要。

第四章

夫妻及父母子女关系病态情结的凝固：妇科病

一

疾病是什么？疾病如何而生？这是任何医学理论首先要回答的问题。

在这方面人类医学已有很多的理论。

我们要补充的是：

疾病在相当大程度上也是潜意识制造出来的图画。

我们在上章曾就此提出一系列结论：

一、疾病就是梦。

二、疾病就是过失。

三、疾病就是情绪。

四、疾病就是表情及相貌。

五、疾病就是艺术。

六、疾病就是神经症。

这些条款无非说明疾病有时同梦、同过失、同情绪、同表情、同艺术一样，都是潜意识的显现。

把神经症与梦等现象联系起来解析，是弗洛伊德的贡献。

而将相当多疾病同梦，同过失、同情绪、同表情及艺术、神经症等系统地联系在一起进行解析，则是本书提出的新疾病学理念。

疾病是潜意识制造出来的图画。这等于说，疾病是潜意识（或说无意识）"想"出来的。

疾病是人在潜意识、无意识状态中"想"出来的。

疾病是想生而生的。

这样的理论，应该说是有点破天荒的。

潜意识几乎每日每时在制造着梦（包括昼梦）、过失、情绪、表情，艺术家凭此在创造艺术，神经症患者凭此在制造神经症，我们现在则又说：潜意识每日每时都在制造疾病。

这样，我们就看到了疾病的又一个相当普遍的存在规律。

当将疾病同梦、同表情、情绪这样的现象等同起来时，疾病的性质就可想而知了。

它几乎成了人类每个成员"日常生活"的一部分。

整个人类能够理解这一点吗，能够接受这一点吗？

其实，对疾病有比较丰富体验的普通人，都很容易逐渐理解和接受这个理论。如果人们接受这个理论有困难，是因为它可能遇到传统观念及近乎根深蒂固的本能的抵触情绪。

弗洛伊德当年分析神经症，曾经引起整个社会包括医学界的很大抵触，他把神经症同压抑的性，同童年创伤，同俄底浦斯情结联系起来，揭示潜意识的面目，遭到了当时社会舆论的强烈攻击，认为他破坏了人类一切圣洁美好的东西，是道德败坏之徒，是罪恶之人，当时的医学界在许多年内将他拒之门外。

人类并不愿意将自己的潜意识曝光。

现在，我们进一步将潜意识曝光，解析人类相当一些疾病的真实面目，那确实可能是一件"得罪"人的事情。

疾病不再像原来那样被认为仅仅是客观世界加给个人的不幸。

疾病不再像原来那样被认为是绝对需要同情、安慰与照顾。

疾病不再是推卸责任、义务的绝对充足的理由。

疾病不再是标榜患者的毅力、耐力、刻苦工作、忍辱负重等美德的招牌。

疾病不再是检验亲朋好友的爱情、友情、亲情的权威标尺。

疾病不再是人们相互间表现真善美的绝对主题。

这确实是件"冷酷"的事情。

然而，人类要生存，要发展，就要寻求真理。我们要治疗疾病，就要认识疾病。

《破译疾病密码》不过是人类几千年来探索疾病奥秘的又一点新的努力。

潜意识制造了梦，这是现代心理学家都能理解的事情。潜意识制造了神经症,这是现代医学家都知道的事情。然而,我们现在要论证的是:潜意识几乎是同样地(还有不一样的机制——这我们后面将要讲到)制造了人类相当多的疾病。

这是现代心理学、生理学、医学要共同来探讨的重大事情。

二

我们不妨举几个病例,这都是作者亲自考察的病例。

第一个案例发生在二十多年前,它对笔者破译疾病密码、探究新疾病学理论有着开端作用。

一位对我和妻子都很信任的年轻女性讲她子宫出血久治不愈,这自然是很困扰她的事情。倾诉中,她还讲到她的婚姻苦恼,有一句无意识说出的话引起了我的注意。她说自己子宫出血正好是从第一天发现丈夫有婚外情开始的。

当时我除了写小说,还在集中研究弗洛伊德、荣格、阿德勒等人的心理学。我对她的这句话很敏感。我又确认了她这句话中的事实,并进一步了解到,她发现丈夫有婚外情后并没有将事情捅穿,也没有对丈夫哭闹,但内心非常痛苦。

我当时认为发现了她子宫出血的"心理密码"。我对她说,她的子宫出血完全是因为婚姻的痛苦。

她问为什么? 我说,子宫是女性的爱情器官。你在爱情与婚姻上受到伤害,有痛苦,又没法诉说,压抑到潜意识中了,潜意识不能总压抑着,就用子宫出血这种躯体语言来诉说。

她问：它向谁诉说？我说：潜意识第一是向你诉说，第二是向你丈夫诉说。

她说：这样诉说有什么用？我丈夫一直以为我不知道他的婚外情呢，因此，他也不可能知道我的痛苦。

我说：所以它就一直诉说，一直流血不止。

她问：那现在会怎样呢？我说：现在你已经知道了，也就是你的显意识已经意识到了出血的原因，那么，我估计你的潜意识的目的已经达到一半了，你的子宫出血会有所减轻。如果你还能向丈夫开诚布公你的苦恼，子宫出血有可能会完全停止。

结果是，这位女性当天子宫出血便明显减少。在与丈夫沟通后，子宫出血停止，最后治愈了。

这个案例说明，有些疾病是潜意识制造出来的，它有一定的目的，一定的叙述方式，一定的语码。

而这种潜意识的语码既有可以把握的规律，又不是简单化的。

又一位子宫出血的女性情况就很不一样。

一位中年女性与丈夫感情不好，并发生婚外恋。就在这段时间，她几次子宫出血。丈夫还是为她着急的，四处求医问药。在了解了他们夫妻感情的现状后，我特别问到他妻子出血的时间。结果发现，她每次子宫出血，都是因为与丈夫分离一些时日后，又不得不与丈夫同居一室。我便告诉她丈夫：她的子宫出血，不过是排斥与丈夫性生活的“理由”。子宫出血是潜意识制造出来的。

当丈夫向妻子讲出了我的分析后，子宫出血当天停止了。

应该说，子宫出血在医学上有很多原因。但除了通常那些原因之外,有的确如上述两例有特殊的心理原因。这时如果我们的医生不了解患者的心理背景,就可能作为一般的功能性出血来治疗。如果知道心理背景,这类疾病因为还未发生器质性病变,也可以被归入神经症、癔病行列。

让我们再来看妇科产生器质性病变的一例。

1994 年秋,我在深圳的一个公开场合见到一位从事文化工作的女记者。我看了她第一眼,便说:你有妇科病。我当时是凭中医望诊方法判断的。

她从未见过我,我也从未听说过她。因此她很惊讶:您怎么知道?然后她承认,她是有妇科病,是子宫肌瘤。

我又指出了她子宫肌瘤的具体情况。

因为一切都如对方在医院做的医学诊断一样,因此女记者十分震惊。她问该怎么治疗?

我说,先要搞清病因。我问她病是怎么得的?

她说:我怎么知道?

我说,请你讲讲你自己的家庭情况。

她从父母讲起。

我说,不用,就从夫妻关系讲起。

她承认,她与丈夫从一年多前感情破裂,很痛苦。

我再问她,子宫肌瘤是何时发现的?

她稍一想,就回忆起来:从与丈夫感情破裂开始,她就感觉自己妇科不太好,而且感觉很明显。没过多久,去医院检查,发现了子宫肌瘤。而在此之前,体检时一切正常。

她问我怎么治疗,动手术,还是用其他方法?

我回答她,如果不放下自己的心病,那么,动了手术切掉,以后还会长。用其他方法治好后,也可能复发。

我告诉她,子宫肌瘤是她的潜意识、无意识制造出来的。因为有了子宫肌瘤,于是就不能再进行性生活,不能再生育。这就用疾病的假相掩盖了夫妻关系破裂的真相。这是对她自己的掩盖。她是因为有病而不能继续夫妻生活,而不是因为丈夫不爱她而不能继续夫妻生活。这样,她受伤的自尊心就得到了安慰。

所以,她的子宫肌瘤病,第一是病给自己的。

此外,给自己制造出一个妇科疾病来,还隐喻地表达了自己在夫妻关系破裂上的痛苦,这个痛苦之相,除自己之外,谁能看到? 是丈夫。她在潜意识中希望以此病苦之相感动丈夫,来获取他的同情、怜悯,以使其回心转意。

从这个意义上讲,她的病,第二是病给丈夫的。

第三,她的病还会有更多的亲属、朋友知道,因此,也是病给社会周边环境的,为的是求得更多的理解与同情。

我告诉她,如果自己能够放下心病,能够正确对待生活,能够开朗,能够下决心不要疾病,那么,她的病就可以好。如果她自己要病,拿病来折磨自己,陷在病人的角色中不可自拔,那么,用什么手段治疗,都还会再生新的疾病。

我说,疾病并不能帮助她,疾病也不能补救她的夫妻关系,疾病最终只会把一切搞得更糟。要看明白这一点。否则,她从此就将扮演一个病魔缠身、痛苦不堪的角色。

她听明白了，被震醒了，豁然开朗了。

几个月后在北京再次见到她，她已然红光满面，像换了一个人。

她十分感激地告诉我，她好了。

我告诉她：以后要继续放下心来，就会继续好下去。如果还生心病，躯体疾病跟着就来。

这个病例非常典型，首先，它说明了潜意识如何如同制造梦境、制造神经症一样制造了一种器质性疾病；其次，它告诉我们，正确的疾病分析如何治疗疾病，如同治疗神经症一样。

三

我在这些年对疾病的考察研究中发现，大量的妇科病都与夫妻（或恋人之间）生活、夫妻感情有关。虽然妇科病的原因很多，绝非都和夫妻恋人关系有关，但反过来，夫妻恋人关系上的负面状况却大多会表现为不同程度的妇科病。

妇科器官都是与夫妻生活相关的。因此，所有夫妻（或恋人之间）"生活的病况"，都很可能转化为妇科器官的生理的病况。

可以说，许许多多的妇科病，都如同上述那个女记者，是潜意识在叙述的一个或不满、或痛苦、或气愤的"故事"。

几乎每个"故事"都有非常具体的情节。

夫妻（或恋人间）感情破裂、关系恶劣的女性，几乎很少有妇科完全健康的。潜意识把一切转化为疾病了。

因为子宫、乳房等器官，除了象征夫妻生活，还意味着生育。因此，妇科病除了隐藏夫妻生活的冲突外,还常常与子女的关系有关。

与子女关系不好的女性,患妇科疾病的比例也要比与子女关系正常的女性高得多。

女性用妇科的疾病还讲述了对自己生育的各种不满、不安、痛苦、气愤、自责、忏悔、压抑和屈辱。

当这种情绪强烈到一定程度时,子宫、乳房等方面的重大器质性疾病,往往可以说是必然的。

妇科病在一定意义上是"夫妻病"。

妇科病在一定意义上是"爱情病"[1]。

妇科病在一定意义上还是"子女病"。

如果在实践中更充分运用《破译疾病密码》的这一理论,那么,我们可以初步做出如下规律性总结:

一、妇科病涉及的器官与功能,都是与夫妻(或恋人间)性生活相关的。因此,这是潜意识借以表达对夫妻生活各种不满和其他情绪的领域。

二、它如同潜意识制造梦境一样,也是潜意识以形象的、隐喻的方式制造出来的。

因此,制造梦的规律,在这里同制造妇科疾病的规律相同。

三、它又如同潜意识制造表情一样,妇科疾病在这里是更隐蔽的"表情"。是一个特定的"宣言"。

四、表情可以凝固为相貌。妇科疾病就是妇科器官的病态表情凝固而成的病态相貌。

五、妇科病,第一是病给自己的。它往往用隐喻的手法安慰了自尊心,它用疾病的现象掩盖了夫妻感情生活上不如人意的真相。

六、妇科疾病还常常是女性解脱自己在夫妻生活上愧疚、过失、罪恶感的手段。(作者曾遇到不止一例女性因感情出轨愧对丈夫而表现为妇科不正常。)

七、妇科疾病还是女性回避和推卸在夫妻生活中的责任、义务的手法。(如本章讲的第二个案例。)

八、妇科疾病第二是病给丈夫的。它用这种特殊的表情,隐喻地表达了对丈夫的不满、痛苦、气愤、愤怒、委屈、冤屈以及歉疚、罪过感,等等。

九、它还常常隐含着与丈夫重归于好的愿望。在这里,妇科病如同一个梦,它在实现一个愿望。

十、妇科疾病第三是病给亲朋好友等社会周边环境的。照样是表达自己潜在的情绪、愿望,以求得人们的理解与同情。

十一、要表达的情绪、欲望越强烈,且在夫妻关系中越压抑,难以用语言表达,疾病的表达就越强烈,疾病就越严重。

十二、夫妻(或恋人间)关系的任何不和谐之处,都可能被潜意识转化为某种妇科疾病。

而夫妻关系恶化、破裂的女性,妇科的不健康与疾病,几乎是绝对的规律。

十三、越是对夫妻关系恶化、破裂不愿接受,越是为之痛苦者,妇科疾病的可能性越大,病情也往往越严重。

而对现实正视者、不痛苦者则相反。

说白了,想不开者容易病,想得开者不容易病。

十四、对大多数妇科疾病,都应该注意从夫妻(恋人间)关系中探寻原因。忘记了这一点,就丢掉了许多真理。

十五、夫妻关系的矛盾、冲突,被女性的潜意识制造成妇科病,这几乎是个绝对规律。

然而,具体到每一个人,制造的方式、过程都有具体的不同。

每个人的潜意识都有制造图画和讲述故事的特殊手法。

十六、然而,有一点可以肯定,夫妻关系的不和,特别尖锐的、对女性具有打击性的冲突,几乎立刻通过潜意识的工作,开始了妇科病的制造程序。

十七、因此,对妇科病的起始时间与夫妻关系发展时间的联系要注意。

十八、除了夫妻关系外,妇科病还是表明与子女关系的潜意识图画。

一切与生育子女有关的不良潜意识都可能转化为妇科疾病。

第一类是对子女的歉疚。如对胎儿的未尽生育之责,对子女的未尽养育之责,未尽哺乳之责,未尽家长之责,对子女有其他各种各样压抑的歉疚感,都可能转化为妇科疾病。

第二类是对子女的不满。对子女的气愤、愤怒、责备、委屈,对子女的各种压抑的不满情绪,对自己生育的后悔,都可能被潜意识制造为妇科疾病。

妇科疾病在相当程度上是夫妻病、子女病。深入的医疗一定要对此有具体的分析。

上述总结都只是最原则的概括。

例如,对子女的歉疚引起的妇科疾病。

何谓"未尽生育之责"? 有些女性的妇科疾病(大多是子宫病)始发于自己曾经做过流产、引产的不安感、罪恶感。对于那些将要成为生命又未成生命的胎儿的抛弃,常常是牵动女性心理的。虽然现代文明的解释,很容易在理智上将这一切掩盖过去,然而,传统文化引起的不安和罪恶感却埋在了潜意识中,最后制造成自惩的疾病来平衡自己。因为这些妇女的不安感是由传统文化造成的,从这个意义上讲,某些妇科病(也包括其他许多疾病)其实有时又是"文化病"。

又如,何谓"未尽哺乳之责"? 有些妇女的乳房疾病(如增生,肿瘤),其实就源于生育之后未尽(或未尽够)哺乳之责。现代医学有时归于强行止奶对妇女的不良生理影响。其实,妇女由于未尽哺乳之责而在心理上对孩子的歉疚感,有时是某些妇女致病的更主要原因。(作者曾分析过这样的案例,当女性明了了自己乳腺肿瘤是由于内心对未尽哺乳之责有潜在歉疚后,又想通这是没有必要的,肿瘤竟逐渐自行消失。)

临床的心理调查与统计分析,一定会很清楚地证明这一点。

对于所有的妇科疾病,都要进行潜意识的分析,进行家庭生活背景的具体分析。

这种分析应有助于患者认清自己的病因,有助于从心理上解除病灶。

这样才可能配合其他医疗手段以奏效。

这样才可能从根本上康复。

十九、广大的妇女如果懂得了妇科疾病是夫妻病、子女病的性质,就应该学会自己解救自己。

而丈夫（子女）则从这种理论中能够看到自己在妻子（母亲）疾病中负有的责任。

没有健康的家庭，就没有妇科疾病的根除。

至此，我们看到《破译疾病密码》已经越来越显露出它"无情"的面貌。

妇科疾病在很大意义上是夫妻病。

妇科疾病在很大意义上是子女病。

妇科疾病在很大意义上是家庭病。

这样，所有的妇科病患者及其家庭都会受到这种剖析的光照。而且，这种理论会立刻使过去隐藏在妇科疾病后面的家庭问题一下显露出来。

患病妇女们就如同暴露了自己的不愿告人的家庭生活内幕。

而丈夫（也可能是子女）也就同样被放在了某种审视的眼光下。

这不会使人很舒服的。

会有相当多的人最初抵制这种理论。

但笔者相信，最终大多数人都会接受这一理论。

笔者在分析有些病例时，夫妻双方常常会各自做激烈的反对，然而，他们最终又各自承认了分析的道理。妇科疾病是常见病，当《破译疾病密码》把其理论投射于此时，会震动一些人与一些家庭。

现代文明社会中隐私权应获得绝对的保护，然而，为了减少疾病，提高整个人类的健康水平，《破译疾病密码》将使人类在疾病问题上失去很多"隐私"。

不给疾病以隐私权。

这是人类生存发展的需要。

《破译疾病密码》将以其特有的理论透视人类所有的疾病。

注

【1】夫妻关系的问题会引起妇科病，这在未婚男女中是一样的。任何爱情挫折都常常可能会首先在女性的妇科器官有所表现。

第五章

思想消化不良的生理图画:消化系统疾病

一

疾病在一定程度上是潜意识制造出来的图画。让我们继续论证这个新的疾病学理论。

针对上一章讲到的妇科病,我们再次说明:妇科疾病源于各种原因,诸如感染了病菌、病毒,受到了外伤,中毒,遗传,气候影响,环境污染,生活紧张,着凉受寒,不讲究卫生,过劳,命运受挫以及一般意义上的情绪不良,等等,那里并没有什么夫妻病与家庭病的影子。当我们说,妇科疾病在很大意义上是夫妻病、子女病时,绝没有说所有的妇科疾病都如此。

然而，我们同时要指出的是：

一、各种各样的病因，细菌，病毒，外伤，中毒，遗传，气候影响，环境污染，生活紧张，着凉受寒，不讲究卫生，过劳，命运受挫以及一般意义上的情绪不良，等等，在妇科疾病中，都常常和夫妻病、子女病因素结合在一起。或者说，潜意识在根据夫妻、子女因素制造妇科疾病时，常常恰当地利用了细菌、病毒等外界因素。

二、夫妻病、子女病确实在妇科病中占了相当大比例。或者可以说：在相当多的妇科疾病中，都有夫妻病、子女病的因素在起作用。特别对于那些妇科慢性病，或者肿瘤之类的严重病症，"夫妻病""子女病"因素常常在起更大作用。

只要我们进行考察与统计，事情是不难证明的。

为了使我们新的疾病学理论——疾病在一定程度上是潜意识制造出来的图画——更进一步为社会所理解，我们现在来分析消化系统疾病。

消化系统是人体的一大系统。消化功能是人体的一大功能。人不饮食，就无法生活，消化系统的重要性可以说是人所皆知的。自古以来讲"食色，性也"。人虽然是高级生命，但同其他生命一样，其最基本的生物内容是消化系统与生殖系统。其余一切系统都可以说是围绕着生命这两个基本系统发展丰富的。

消化系统的疾病可以说是一大类疾病。自古以来，关于消化系统疾病，各种医学讲了不知多少理论。关于其病因，也总结了不知多少方面。

那么，我们要增加什么新的说法呢？

　　我们说,消化系统疾病,在相当大程度上依然还是潜意识制造出来的图画。

　　笔者在这些年对疾病学的研究中,发现消化系统的疾病,特别典型的、直接的如胃肠病,尤其如胃溃疡、十二指肠溃疡、胃部包括肿瘤在内的种种疾病,都十分清楚地证明了疾病在一定程度上是潜意识制造出来的图画及有关定律。

　　也许有人会讲,现代医学早就注意到心理因素在诸多疾病、其中包括消化系统疾病中的作用。特别是现代心身医学的理论,早就发现情绪的紧张等心理因素,常常引发胃溃疡、十二指肠溃疡等消化系统疾病。然而,在《破译疾病密码》中讲到的疾病的心理—生理相关公式,还不止这样简单的意义。笔者的研究表明,消化系统疾病在现代,相当多数是由潜意识依据制造梦、制造过失、制造情绪、制造表情与相貌、制造艺术、制造神经症一样的机制制造出来的。

　　其语码非常特定。

　　如果没有饮食匮乏的情况,那么,现代社会相当多的消化系统疾病首先是由"吃东西消化不了"造成的。

　　吃得多了,消化不了。

　　吃得频繁了,消化不了。

　　吃的食物不合适了——太冷、太热、太硬、太油腻、太辛辣、太咸,等等——消化不了。

　　吃了有毒有害的东西,消化不了。

　　总之是吃下去,消化了,就成营养;消化不了,就成疾病。

　　这个纯生理的公式,是谁都承认的。

然而，我们接着发现，消化系统疾病——特别如胃溃疡等胃部疾病——在相当大程度上是因为在思想上有了消化不了的问题后出现的。

这种思想上"消化不了"的因素，常常比饮食上"消化不了"的因素更主要地成为消化系统疾病的原因。

这是个十分重要的规律。

现代医学认为竞争的压力、工作的紧张、长期的过劳等会造成各种疾病，其中包括胃肠道为主的消化系统疾病，这样说绝对没有错。然而，我们还要进一步深入地指出，那种遇到问题"消化不了"的心理感觉，非常特定地指向我们的胃肠道并造成那里的疾病。

总结得越具体才越深刻。

笔者考察到不止一个人诉说过，常常事情一来，还没真正干呢，只要觉得自己"消化不了"，胃立刻开始不舒服。有一个从事管理的老胃病病号，经常是在慨叹"这事我真消化不了"的同时，发现自己又开始胃疼。

分析各种病例，我们会发现：

一个人在工作中经常遇到消化不了的事情，很可能会导致胃溃疡等疾病。

一个人在生活中经常遇到消化不了的事情，也很可能会导致类似疾病。

无论从事什么事业，进行哪些社会活动，经历何种个人生活，只要一个人思想中"吃"进了太多的事情或者"吃"进去了有毒的、有害的、难以消化的事情，他消化不了，就可能会转而成为消化系统疾病。

潜意识在这里制造疾病,充分运用了制造梦与神经症等相似的手法:隐喻与象征。

思想中消化不了,以饮食中消化不了的生理图画表现出来。

因为胃是消化系统首当其冲的主要器官,因此,思想上消化不了的情况,常常也首先以胃部疾病的方式反映出来。

潜意识在这里制造疾病的图画,确实证明了我们的新疾病学理论。

如果我们分析大量的消化系统疾病,特别如胃溃疡、胃肿瘤等,患者经过启发,一定都能非常清楚地挖掘出自己思想中那种"消化不了"的感觉和体验。那不是笼统的紧张,也不是一般的情绪不好。那种思想上、情感上消化不了的感觉同胃肠消化不了的感觉非常相似。

二

善于自省的患者,往往可以在启发下清楚鲜明地体会到:

一、自己思想上那种消化不了的感觉同饮食上消化不了的感觉不仅在心理上、而且在生理上完全一样。

二、自己在思想上是因为哪些事情造成的消化不了的感觉。

三、最初的、最强烈的消化不了的感觉开始于何时。

笔者的研究表明,任何由潜意识制造出来的疾病,都能通过精神分析学分析神经症式的方法,以启发、自由联想等手段,挖掘出患者最原始的体验与记忆。

譬如,很多妇科病患者在启发诱导下,能非常鲜明地、确切地回忆并讲述出她在疾病开始之初的体验。

有的妇女回忆起她在第一次发现丈夫有外遇时，阴道开始出现异常分泌物，子宫部位明显疼痛。她的心理创伤立刻以妇科病的鲜明体征出现。

她接着便能回忆起来，在随后的长时间内，如何用各种方法压抑自己的心理痛苦。

有的妇女则回忆起自己在几年前（甚至十几年、几十年前）做人工流产、引产后的那种强烈的负罪感。这种负罪感非常具体地在子宫部位出现负罪的体感。

心理感觉与体感是相伴相随的。可以说是一张纸的两面，是完全对应的，不可分割的。

然后，她就会讲述在随后的一些年中如何经常地安慰自己，宽解自己，将负罪感深深地埋藏在心灵深处。

同时，她还会讲述，这种负罪感会经常因为某些原因而掠过心头，或若有若无地升起来。有时还会以梦的形式隐喻出现。梦见自己丢下一个在路边向她哭喊的陌生小孩而不顾。梦见自己撕碎了一个很漂亮的洋娃娃。梦见自己已经衰老卧病，有年轻人走到她的床前，用复杂的目光注视她，说原谅她的一切。

消化系统疾病同样是这样。

患者大多都能在启发诱导下，对自己思想上消化不了的事情、经历、体验做出十分清楚的回忆与审视。对于有些患者不愿承认的事情，这种回忆、审视可能会遇到很大的阻抗，然而，只要诱导得力，最终都能揭示出来。

任何一个医生只要愿意做这样的调查、分析，都不难搜集到大量生动的病例来证实：消化系统疾病，常常是因为思想上有了消化不了的事情的结果。

潜意识运用了制造梦的隐喻手法，在这里显得十分明显。

这种隐喻手法，其实就是运用了人类思维语言中蕴藏的语码。考察我们日常的用语，就可以非常清楚地发现这一点。

当人们遇到思想上感到消化不了的事情了，他们会这样表述自己的感受："吃不消"。

"吃不消"，这是何等明确的隐喻语码。吃了，不能消化，乃为吃不消。

还有，"吃力"，"吃劲"，"吃重"，"吃紧"，"吃不住了"，等等说法，都以吃的困难来形容。

照理说，吃是人生的享受。人在思想中、在工作中、在生活中遇到各种困难、麻烦，为何要用"吃"来比喻呢？

其实，吃是生命的享受，更是生命的"工作"。人要吃，才能活着，才能成长，才能发展。

人在生活中，思想也要不断地吃各种事情，消化它，营养自己。

两种吃，是性质相似的程序。

思想上消化事情，排泄废物，吸取营养，整个过程同胃肠的消化有着极其深刻的、本质的相似——更进一步说，是相同。

潜意识用肠胃消化来隐喻思想上的消化，表明它是极高明的。它抓住了二者之间深刻的内在本质的相同。

消化是天下诸种系统的一个运动程序。

一个生命肉体要消化饮食来维持和发展自己。

一个工厂要消化原材料、资金、能源来生产和发展自己。

一个国家要消化外来的文化、技术、资金等来营养和发展自己。

一个人的精神、思想，要消化外来的一切信息来维持和发展自己。

都有个消化能力的问题。

都有个消化不了就出疾病的问题。

潜意识是真正的比喻大师、隐喻大师，因此，是真正的"艺术大师"。（我们前面讲过"疾病就是艺术"，其真正的意义就在于此。）

隐喻的基本奥秘在于"形式的相异，本质的相同"。

如果我们能以这样透彻的眼光（这是带有哲学高度的眼光）来看待潜意识在制造疾病过程中的运作，就会对天下的许多疾病一目了然，一清二楚。

思想上有了吃不消的疾病，胃肠就有了吃不消的疾病。

思想上的一切疾病（吃不消难道不是病？），都将物质化为生理上的疾病。

这可以说是绝对的规律。

我们的心理与生理全息。在疾病现象上，也有了全面证实。

心理的图画都将转化为生理的图画。

生理是心理诸种情况的载体。

如果善于审视自身的体验，那么，非常容易生动具体地感觉到思想上的消化与躯体的消化有着完全对应的一致。潜意识的思维，潜意识的语言，潜意识运用隐喻的叙述，都非常生动地潜藏在我们每个人的深层体验中。

三

潜意识制造疾病，确实如同制造梦境一样。

对此，我们不难看到非常典型的病例。

笔者在这些年的研究中经常发现有些消化系统疾病患者，同时伴有寓意十分清楚的梦为之注释。

一位上了年纪的女画家，是中国某艺术院校中比较有地位的人物，多年患有严重的胃肠系统疾病。用她的话讲，胃从来没有好过。一天夜里，她做了一个梦，梦见自己吃了很多很多东西，而且吃了不少很怪的东西，包括笔、纸等许多不能吃的物品，醒来，胃很难受。类似的梦，她多次做过。

她把这个梦告诉我。

她的问题是：是我的胃不好，难受造成了这样的梦呢，还是这样的梦引起了我的肠胃难受？

我回答：既不是胃不好引起了梦，也不是因为梦而造成胃不好。

那是怎么回事？对方问。

我说：这个梦是对你胃病的注释。你的胃病同这个梦的性质是完全一样的，它们可以说是互为注释。

我接着对她进行了详细分析。

你梦中为何吃了那么多东西，而且吃的都是你消化不了的怪东西？

这首先表明，你在日常生活工作中有许多事情是思想上消化不了的，梦中吃了大量不能消化的东西，只是比喻你思想中有许多不能消化的事情。这是第一。

第二,为什么吃了笔、纸? 这还不明白吗? 你是画家,你一天到晚画画在干什么? 不在吃笔、吃纸吗? 因此,吃笔和纸,在这里象征着你的绘画事业。可以说,在这个事业上,你有着吃不消的思想问题。

果然,事实如同分析。

这位上了年纪的女画家,很多年来都为自己在绘画艺术上没有更高的成就而深感压力。她是艺术院校的领导,又是教授,然而在艺术创作上,她感觉自己没有获得相应的成就,这一直是她心中消化不了的事情。

这些年中,她还同时患有手部颤抖的疾病。

这就更清楚了。手抖了,就不用作画了。这样,绘画即使没有高成就,也有"理由"解释了。

潜意识就是这样运用艺术的手法在制造疾病的图画。

消化系统疾病是人类的常见病、多发病。认清这种疾病在很大程度上源于思想上"吃不消"的状况,将使我们的医疗有更全面、清醒、有力的手段。

同时,如果所有的人都能分析自己,认识消化系统是如何与自己的思想相对应的,那么,一、可以发现消化系统疾病的思想病源;二、可以用根除思想病源的方式来治疗自己的消化系统疾病;三、在分析疾病的过程中,就深刻认清了自己的思想。

四

消化系统疾病在很大程度上是潜意识制造出来的图画。这应该是没有问题的。然而，如果我们不仅仅停留在原理上，还要在实践上掌握更多的规律，那么，现在可以将上面阐述的理论总结并发挥如下：

一、生理与心理全息对应定律。思想上的消化功能与生理上的消化功能相对应。消化系统的全部疾病都是生理上的消化不了与心理上的消化不了综合而成。

在饮食正常的情况下，消化系统疾病首先是由于思想上吃不消造成的。

二、思想上消化不了，形成消化系统疾病，是潜意识制造的图画。

饮食上消化不了，造成消化系统疾病，也是潜意识制造的图画。

对两方面的吃不消，潜意识一视同仁。

三、潜意识把思想上的吃不消转化制造成消化系统疾病，同制造梦的手法一样，是隐喻和象征。

四、因此，对于消化不了的首要象征，是胃部疾病。延伸，则是肠病。再扩展，是肝脏等疾病。

五、潜意识在制造消化系统疾病时，同做梦一样，最终目的是想告之显意识。

它首先是潜意识的一个态度：我吃不消。

六、因为吃不消，希望少吃，不吃。

即希望能减轻思想上吃不消的压力。

十、胃肠等消化系统疾病也常常是潜意识同显意识冲突、斗争的反应。潜意识越是吃不消，而显意识越是顽固不听潜意识隐喻的告诫，疾病就越升级。

潜意识用疾病的升级来同显意识斗争。只有显意识认识到不该这样下去了，吃不消了，该休息了，潜意识才罢休。

当然，它酿成的生理疾病却常常收不回去了。

八、潜意识制造消化系统疾病，也如同它制造过失一样。

它可以钻破理智的控制，一失手把自己的手切破，表现它的一种态度与愿望。或是自惩，或是不想劳动，想休息。或是其他目的。

它也可以在理智不能控制的情况下，"一失手"制造一个疾病。表明它的一个态度与愿望。

九、消化系统疾病，与思想上消化不了相对应。具体而言，消化系统不同的疾病，又和思想上消化不了的不同的具体情况相联系。

这要具体分析。

十、要启发诱导患者找到自己思想深处的吃不消的体验。在很多时候，可以和患者的梦境、自由联想相联系。

十一、要告诉患者，必须在思想上解除消化不了的症结，否则，疾病是很难根治的。

一旦解除了思想上的症结，很多疾病甚至可以不用药物、手术等医疗方式而自动痊愈。

十二、潜意识通过比喻手段如此深刻地抓住了思想上消化功能与生理上消化功能的相同本质，这表明潜意识对世界的认识是无比高明的，是无所不知的。

我们确认潜意识无所不知的高明；

我们确认心理、精神、意识，同我们的生理、肉体、物质有着全息对应；

我们确认疾病这种生理图画在展现着心理世界。

有了这样的带有哲学眼界的认识，我们不仅会对疾病有更深的认识，还能进一步透过疾病对整个人类有更深的认识。

第六章

不堪重负的象征：肩背疼及脊椎病

一

潜意识制造了梦，还制造了疾病。它不愧为象征主义大师、隐喻大师。

它是天才的艺术家。

为了揭示这种隐喻象征制造疾病的手法，我们再来看一类疾病：肩背疼及脊椎病。其中脊椎病多表现为颈椎病与腰椎病。

这又是极为普遍的常见病、多发病。而且，随着现代文明的发展，随着人的体力劳动比重下降，脑力劳动比重上升，这类疾病并没有减少的趋势。

这是耐人寻味的。

肩背疼与脊椎病首先应是体力负重的结果，这是不言而喻的。但是，稍加考察就会发现，肩背疼与脊椎病，有时在白领及知识分子群体中，居然比体力劳动者中的发生比率还高。

这又是发人深省的。

当然我们会说，现代职场人士与知识分子长时间伏案久坐，操作电脑，肩背肌肉长期紧张，很容易导致肩背疼及颈椎、腰椎等脊椎病，这种现代医学理论是绝对没有错的。然而，仅仅停留在这里大概又是不够的。

还有其他原因吗？

笔者最初注意到这一点还是在上世纪 80 年代初。当时我除了每日伏案写作长篇小说外，还在持续研究心理学、哲学等学科。那种长时间紧张的工作最初还不曾造成我腰背疼及任何脊椎病。但是有一天，因为想答应一家电视台将自己的小说改编为影视剧，还未正式表态，更没有开始"扛活"，仅仅一个"起心动念"就开始了明显的腰背痛。我先是很奇怪，后因为自己的心理学训练，一审视发现这是一种躯体语言。自己每天十几个小时工作已经满负荷了，再加码肯定承受不住，潜意识于是以腰背疼来"诉说"。明白了这个原因，我当即决定放弃影视改编，腰背疼很快就停止了。

这个例子说明，现代人通常的腰背疼、脊椎病并非仅仅因为固定姿势、伏案久坐、肌肉长期紧张等原因。

它和"不堪重负"的心理压力有关。

有了这种眼光，我在后来的一些年中发现了多得不可计数的事例可以证明这一点。

一位女性身体健康，意志坚强，属于那种不大容易受不良心理暗示的人。有一天，仅仅因为听说母亲重病需要住院，就开始了明显的腰痛。她本来已经很忙很累，作为长女，父亲已经年迈，母亲重病全凭她跑前跑后地照料，这无疑加大了她的压力。也就是说，她还不曾多扛一件重物，多使一分腰劲，多"伏案久坐"一天，腰已经开始了疼痛。

原因只在于心理上的"负重感"。

一位在网站工作的年轻人，原来每天坐在电脑前，不曾有明显的颈椎腰椎病，自从升为高管，虽然不须坐小格子了，出出进进也自由多了，但开始了颈椎疼、腰椎疼而且久治不愈。他也奇怪，说现在每日不僵坐了，也有时间活动活动自己了，怎么反倒上下脊椎都出了问题？笔者曾为他做过分析，一切由于他承担的压力大了。笔者帮他梳理了他的工作现状，制定了一些解压提效的工作方案，心头的压力减轻了，颈椎、腰椎的疼痛很快就消失了。

这个例子更是说明上述同样道理。

运用《破译疾病密码》的观点，只要稍加考察分析就会发现：

大量的肩背疼痛与脊椎病是潜意识制造出来的。

大量的肩背疼痛与脊椎病都源于"不堪重负"。

生理上的不堪重负可以造成肩背疼痛与脊椎病。

心理上的不堪重负同样可以造成肩背疼痛与脊椎病。

如果更深入一些讲，那么可以说：

生理上的不堪重负（负重劳动）常常伴随一个人心理上的不堪重负。因此，它最终是以包含心理上不堪重负这一因素而制造出肩背疼痛的。

而心理上的不堪重负，并不需要伴随生理上的负重劳动，直接便制造出肩背疼与脊椎病来。

肩背与脊椎，自从人类直立行走以来，大概就是负重的部位。

肩背与脊椎，是人类承受负担的象征。

用肩背疼与脊椎病来隐喻不堪重负，再恰当不过了。

如同妇科病、消化系统疾病一样，肩背疼痛与脊椎病也是一类象征意味十分明确的"图画"。

潜意识的语言表达。

如果肩背疼痛只以主观疼痛的感觉为症状，那么，我们有时还可以把它归为神经症、癔病等精神现象类的疾病。

然而，肩背疼痛常常发展为明显的器质性疾病。

最集中体现的就是脊椎病。

颈椎，胸椎，腰椎，都可以有器质性病变。

这时，我们不得不以《破译疾病密码》中新的疾病学理论来解释一切。

潜意识确确实实可以制造出疾病来。

不仅在心理上，而且在生理上。

不仅在功能性上，而且在器质性上。

脊椎是人的支柱。脊椎是人赖以承受重负、顶天立地的中心结构。

挺拔健康的脊椎，是一个人可以承受生活负担的象征。

弯曲病变的脊椎，是一个人难以承受生活负担的象征。

在这里，潜意识制造的图画有着毫不含糊的象征语码。

肩背疼痛和脊椎病,在一定程度上就是潜意识对不堪重负的形象声明。[1]

二

当然,肩背疼与脊椎病是有许多原因的,除了体力劳动的劳累,除了脑力劳动的僵持久坐、肌肉长期紧张,还有着凉、风湿、扭伤、创伤、发育不良等多方面因素。

我们只是强调,除了这一切常规的原因,心理上"不堪重负"的承受压力的感觉,也是肩背疼与脊椎病的重要原因。

这种心理原因比较隐蔽,又常常和那些常规可见的原因共同存在,混合在一起,尤其容易被我们忽略。但它的作用其实非常大。

有时,它甚至成为腰背疼与脊椎病的最主要原因。

没有这个心理原因,我们可能即使伏案久坐,腰背脊椎也不疼不病,或者最多是小疼小病。有了这个原因,它可以没病变有病,小病变大病。

在众多导致肩背与脊椎的病因中,它常常起到核心的"组织"作用。

因此,当我们论述肩背疼痛与脊椎病源于不堪重负时,不得不做更深入的考察和分析。我们不满足于只原则地做出论断,要尽可能深入地阐述出潜意识制造肩背疼及脊椎病的规律。

我们要对潜意识运作过程及特点进行更详细的研究。

一、可以研究更多数量的肩背疼及脊椎病病例。对他们的工作、生活情况做出了解与调查。

我们会发现,除了其他种种原因外,他们中相当一些人都有共同的方面:都在心理上有"不堪重负"的情况。

二、这种调查了解是启发的、提问的,但不是诱导的。避免诱导演变为误导,导出并不客观的描述。

而且,应该和没有肩背疼及脊椎病的人群做对比。

那么,我们一定可以发现,没有肩背疼及脊椎病的人,心理上确实都没有不堪重负的感觉。

三、对每个患肩背疼及脊椎病的患者的患病起始情况做详细了解,我们会发现,患者的肩背疼痛有时有伏案久坐、吹风、着凉、扭伤等原因,有时没有这些原因。然而,无论哪种情况,都有共同的原因:他的心理正处于明显的"不堪重负"的情况。

患者经过自由联想的交谈,可以清清楚楚地回忆起当时的感觉:如何在心理上不堪重负。这种不堪重负的感觉和肩背疼痛的感觉如何相应和配合。

在很多时候,患者肩背疼痛开始的时间与在生活中出现不堪重负的情况是那样的有明确联系,使得患者和医生都毫无任何怀疑地断定事情的起源就是如此。

四、肩背疼痛常常是多年病、慢性病,时好时坏,时重时轻。如果调查患者肩背疼痛的起伏演变史,我们可以发现:肩背疼痛的演变史同心理上不堪重负的演变史是同步的。

心理负担重时,肩背疼严重。反之,则轻。

没有压力了,肩背疾病常常自然而然减轻了,以至消除了。

这种显著的对应，也会使我们对肩背疼（进而包括脊椎病）的新病因说确信不疑。

五、不同人肩背疼痛的程度不同，肩背疼痛的严重程度常常与心理上不堪重负的严重程度成正比。

前面讲的是一个人肩背疼痛的历史比较，竖向比较。这里讲的是不同人之间的横向比较。

六、心理上的短暂压力，常常先造成肩疼。这模拟着身躯负重时，最初感受压力和疼痛的是肩膀。

心理上的压力、负重稍一持久，肩疼就同时加上背疼。

潜意识的比喻、象征是十分具体细致的。

七、肩背疼痛往往包括腰痛。就像脊椎病其中包括腰椎病一样。

然而，腰常常又是夫妻、恋人间性生活的运动部分。

腰痛，常常是和性器官、性功能相联系。常常和夫妻关系、恋人间关系相联系。因此，腰痛在这里还可能是性生活、性器官、性功能方面的原因。用中国传统医学的话讲，就是肾亏之类。

但也有可能是生活中"不堪重负"与性生活两个原因并存。

另外，一个人如果把性生活本身当作负担，当作不堪忍受的重负，那么，腰痛在这里就已然具有了双重原因。

八、很多中年以上的人（大多为男性），都会有性生活负担感与腰痛间联系的明显体会。

这首先自然是生理方面的原因，体能不够。但常常还有很多心理的原因。

性生活"不堪重负"，有时是完全现实的，要完成超过自己承受能力的性交。

有时只是心理上的,即使并没有太多(甚至完全没有)性交,只要在心理上感觉自己难以尽到夫妻一方应尽的责任,有"不堪重负"的压力,同样可转化为腰痛。

腰痛是排除性生活责任的最形象、最高明、最隐蔽、最留有余地的象征。比阳痿等病"文明""隐蔽",留有余地。

而且,"不堪重负"在性生活中还有其他含义。夫妻双方如果有一方对对方厌恶、排斥,那么,任何性交都会在他(她)的心理上构成"不堪重负"的感觉,这时,腰痛更是一个象征病。是很好的"推托"。

九、腰既然是性生活运动的躯体部位,而性生活放大了就是整个夫妻生活与家庭。因此,与夫妻生活、与家庭有关的一切责任、一切负重感,都可能在腰部表现出疾病来。

首先就是疼痛。

对于女性尤其如此。

当然,男性也不例外。

腰痛的女性,很多在家庭负担方面有"过重"感。

腰痛,特别是严重的腰痛,常常是女性家庭负担过重的典型图画。

反过来说,家庭负担过重的女性(男性也不例外),没有腰痛病的相对来说可能很少。

大量的统计、分析应该都可以证明这一点。

十、如果把腰归为肩背的一部分,那么,肩背疼在部位上有这样的规律:

靠近肩部的疼痛,我们称之为"肩背疼",往往更多地与社会、工作等方面的不堪重负相关联。

靠近腰部的疼痛，我们称之为"腰背疼"，往往还会与家庭、性生活等方面的不堪重负相关联。

当然，这并不绝对。

譬如一位女性，当她把家庭的负担同时看成自己对社会的最重要负担时，那么，仅仅家庭的负担就可以造成她从腰到肩的疼痛。

十一、脊椎病（最简单的病是错位，而后是增生，而后是各种其他疾病）常常是肩背疼的延伸。或者是固定化。

更精确地说，脊椎病从一开始就与肩背疼相应。

然而，它起初是隐蔽的，不为人所知的。

因为脊椎的不同部位与身体的不同部位相关联。

因此，不堪重负在造成了脊椎病变后，同时就造成了其他疾病。

颈椎的任何病变都将造成头部、五官的疾病。

胸椎的任何病变都将造成心、肺、气管、食道的疾病。

胸椎往下到腰椎，随着脊椎部位的下移，它的病变引起的脏腑及人体部位的病变也相应下移：胃，脾，肝，胆，肾，膀胱，肠，生殖器官，下肢，等等。

这种对应已经被海内外医学界很多人所发现。

十二、因此，我们说不堪重负，首先是造成肩背疼。

这种即时的、及时的、明显的、浅层的信息，形象表明了潜意识最初的图画。

它同时把这一切又制造成更深刻的脊椎病。

而脊椎病又引起周身病。

因此,不堪重负,最终可能演变为全身任何一个部位的疾病。

这表明,不堪重负是生命受到的最全面的压力。

不堪重负,因此可能被潜意识制造为全身的疾病。

当一个重负压在肩头时,人的全身都要紧张起来,以能承受其压力。

负重是身体全局性的事情,也是心理全局性的事情。

三

因此,作为一种最高级的生命,人必须要能够解决不堪重负的问题。

或者,增加自己的负重能力,使自己能够承受压力。

或者,减轻自己的负担,使自己不必承受过重的压力。

各种责任的、义务的、道德的、社会的、家庭的文化说教可以有这样或那样的规范。

然而,生命科学的圣灵之光,要求生命追求无病的健康状态。

生命应该追求无病。这是神圣的原则。

比起任何其他社会的、文化的道理,生命的道理是更崇高无上的道理。任何文化,任何道德,如果它制造疾病,那么,都应该受到批判。

生命科学是人类永久的科学。

注

【1】在这里,我们需将肩背疼脊椎病与上章讲的胃肠道消化系统

病做一点区分。应该说，一般意义上的生存压力、工作紧张既可能造成"吃不消"的肠胃病，也可能造成"扛不住"的肩背疼与脊椎病，甚至还可能同时造成这两种（乃至其他多种）疾病。因为"紧张"与"压力"在总体上有其共性，但具体分析还是有差别的。譬如当一位员工受到领导或同事误会时，他"消化不了"这一委屈，会吃不下饭，肠胃不适，但一般不会表现为腰背疼等"扛不住"的反应。反之，我熟悉的一位职场人士，在受到领导的表扬和提拔后，反而腰痛了。表面看来，虽然这"好消息"是"好消化"的（当天他因高兴而食欲大振），但是随后想到的责任与压力，又让他觉得有些"扛不住了"。

第七章

潜意识制造死亡的图画:癌症

一

我们来看癌症。

这种威胁人类生命的危重疾病同其他疾病一样,原因也是多种多样的。诸如环境污染、饮食不卫生、病毒病菌、遗传因素、吸烟酗酒等不良生活方式,过劳、风寒风湿、创伤,等等,都可能成为癌症的病因或诱因。

癌症又被现代医学认为是典型的"心身疾病",即心理因素与这种疾病有很大关系。苦闷抑郁等不良情绪常常是致病的重要原因之一。

然而,《破译疾病密码》的新疾病学理论认为,我们的认识还不能停留于此。不良的心理情绪因素为什么有时不造成其他疾病而"专门"造成癌症，这里有什么特殊的原因或者说特殊的密码没有被揭示呢？

这需要深入具体地剖析。

我们先来看一个典型案例。

患者是一位女性，婚后多年夫妻关系良好，是受人羡慕的一对。

变故发生在"文革"期间，夫妻俩一同下干校，由于受极"左"思潮的影响，这位女性曾给丈夫贴过大字报。此事极大地伤害了夫妻关系，以至于"文革"结束后的许多年中，丈夫对她始终十分冷漠。虽然夫妻俩还保持家庭形式的完整，但已经失去曾有的亲密，白天各上各的班，晚上回家照照面，丈夫就去自己的房间读书看报，彼此基本无话可说。冷漠的家庭关系自然对这位女性形成持久的压力与打击。正如前面所述的疾病学理论，她先是患上妇科病，继而是肠胃消化系统的疾病，比如胃炎胃溃疡，比如长期便秘。

她内心"消化不了"这种家庭现状。

然而，这个家庭也就这样维持了下来，她体检也未发现更严重的问题，这是因为她在生活中还有两个重要支撑，一个是上班，一个是带孙子。

但两个支撑又先后丧失。

她先是退了休。对于一个几十年习惯每天上班的人来说，这不啻是一次精神上的重创，她每日待在家中很是郁闷。不久，一直带在身边的孙子到了入学年龄，被父母领走。她的生活一下出现了巨大的空白。与丈夫关系的冷漠这时才真正表现出对她的全部压力。她难以承受但又生性自尊,压抑着不说,只偶尔和女儿慨叹一两句:"活着很难","人活着真是没什么意思"。

一个重要的生理现象为这个慨叹做了注释:没过多久她患了肠癌。虽经手术药物多方治疗,但一年多就去世了。临终前还对女儿谈到自己很难面对的现状。

这个癌症病例特别令作者注意的是,患者那"活不下去"的内心独白。它有理由让我们想到,癌症作为一种一定意义上的"不治之症",正是这种"活不下去"的心理语码的象征图画。

妇科病、一般的肠胃病曾经"象征"地诉说了这位女性在生活中感受到的压抑,但由于那时还有上班、带孙子这两大精神支撑,所以,还不曾有"活不下去"的内心语言。一旦两大支撑消失,觉得"活不下去"时,癌症出现了。

二

癌症在一定意义上很可能就是"活不下去"这种心理语码的躯体化。

然而,会有很多人说:谁不愿意活下去?我们说,是的,绝大多数人是愿意活下去的,包括绝大多数癌症患者在治疗中都表现出很强烈的求生欲望与战胜疾病的决心。但是,对于有些癌症患者来说,在显意识中,他(她)确实是一方面很想活下去,另一方面潜意识中又压抑着"活不下去"的苦闷。正如上面讲到的这位女性,她在生命的最后阶段不止一次大声说,她不想死,她要活下去。但同一个她,又在内心压抑着"活不下去"的潜意识。

人的心理就是这样对立统一着。

人在特别痛苦郁闷时会有"不想活"的内心冲动。当这种内心冲动一旦躯体化为"癌症"时，他也许后悔也许不后悔。但不管怎样，有时后悔也已经晚了，躯体化的疾病有时不可逆转。

笔者还想举一个典型案例。

又是一位女性，丈夫在有了第三者后与她离婚。离婚后丈夫很快与第三者结婚。这对这位女性是毁灭性的打击。她过去身体一直不错，却在离婚后的不长时间患了癌症。得知她病危的消息后，满怀愧疚的丈夫立刻回到她身边，除了求医问药付出巨额花费，更重要的是在她身边陪她度过了生命的最后一段时日。据亲属说，这位女性知道自己活不了多久了，但丈夫最后的守护与愧疚让她得到了极大安慰，离去时很安详很满足。

熟悉她的人都知道她的癌症是因为婚姻失败后"痛不欲生"造出来的，"以前好好的，离婚没多久就得癌症了"。许多人说她真够傻，为了婚姻把命也搭上了，很不值得。然而，如果真正进入这位女性的心理，我们会发现，在有些时候死亡比某种精神上的痛苦更容易接受。人们常说的"死是一种解脱"，在《破译疾病密码》的意义上还是一个特殊的公式。如果一个女人将一生的幸福系于婚姻与家庭，她曾为这个家庭做出了种种奉献与牺牲，她把这个婚姻看成自己人生成败的主要价值评价，看成自己的人格、尊严与骄傲所在，那么，当她遭受失败的打击时，她肯定难以面对。

人是有心理防御机制的高级生命。

心理防御机制的躯体化就是制造疾病。

当一个人"活下去"显得比死亡更难更痛苦时,潜意识就可能会造出癌症这样的"不治之症"。

三

"活不下去"的心理感受是多种多样的。

一位公司老总事业有成,表面看来很是风光,但他每天活得很累很焦虑,有时脆弱到不能上电梯坐汽车。到医院去看,自然是焦虑症,还伴有高血压肠胃病之类。但这都挡不住他的野心与贪念。直到有一天,医院检查说他得了癌症,这自然引起家人的恐慌,他本人反而一下安静下来。事后他对作者说,那时的心理是一种从来没有过的安然。觉得身体都成这样了,就什么也用不着操心了。于是,他把公司业务一一交代给手下,自己专心和癌症斗争。平日里念佛,修炼,吃野菜爬荒山,搞自然疗法。总之,一下活得放松了。他甚至能很从容地安慰家人,让他们不必难过。所幸后来确诊不是癌症。

这位老总在得知自己患癌症时竟然不是恐慌,而是感到放松下来,可见他先前那种高度紧张的压力,那种"活下来"的困难,已经有些超过对"死"的恐惧了。

这个案例中癌症虽然没有出现,但它同样证明,死亡、与死亡相关联的癌症,有时是人"难活"的一种"解脱"。

要真正看到癌症的心理语码。

四

潜意识不仅制造疾病，还制造疾病的最高形式：死亡。

大量的不治之症、绝症，在一定程度上也确实是潜意识制造出来的图画。

也就是说，一些不治之症、绝症，也是我们心中"想"出来的。

特别如癌症，在一定程度上就是潜意识制造出来的"别有用心"的图画。

我们沿着《破译疾病密码》的思路，很容易在毫无偏见的分析中发现这一结论。而且可以发现，癌症这一疾病，是论证本书理论的典型论据。

一、首先，我们会注意到，癌症是潜意识运用隐喻手法制造出来的许多疾病的延伸与升级。

譬如，潜意识因为有了思想上消化不了的压力，于是用隐喻的手法制造了胃部疾病肠部疾病，或消化系统各种疾病。当这种疾病还未达到目的时，还未能解决思想上消化不了的问题时，而且情况更加恶化时，那么，它也可能恶化，最后演变成癌症，像本章写到的那位女性，由最初的普通肠胃病最后发展为肠癌。

又譬如，一般的良性子宫瘤、乳腺瘤，最初是以隐喻的心理机制制造出来以表明患者在家庭生活中的不良处境的。如果这种疾病长期未能解决矛盾，而且事态进一步恶化，心理压力进一步加大，那么，它们便可能演变成子宫癌、乳腺癌。

其余一般疾病演变成癌症的情况，都可以很清楚地说明这一点。

二、在这里，对癌症病人的潜意识分析是分两步的。

第一步，寻找到癌变前疾病产生的心理原因。例如，思想上消化不了的压力，如何具体地制造出了消化系统疾病。夫妻关系、子女关系上的心理情结，如何制造出了妇科病。

这种分析要十分具体，要根据病人本人的回忆、体会，找到令他（她）本人及医生都确信不疑的病因认识。真正找到潜意识制造疾病的象征意义。

第二步，询问癌变前的那种疾病为何久治不愈。

询问癌变前的普通疾病是在什么情况下演变为癌症的。这是极其重要的。

一般说来，癌症不是突发病，它常常从其他病症演变而来。

有些癌症病人似乎从一开始发现疾病，就已是癌症。那是因为癌症前的疾病未引起注意而已。

如果一种疾病演变为癌症，那么我们把后者称为前者的"终极形式"。而把前者称为后者的"准备形式"。

例如，子宫肌瘤演变为子宫癌。

子宫癌是子宫肌瘤的"终极形式"。子宫肌瘤是子宫癌的"准备形式"。

三、有些病人承受的心理压力是以突发的、剧烈的、摧毁性的重创形式出现的。那么，潜意识可能在以隐喻手法制造一般性疾病的同时，已经开始制造癌症。这种情况下，癌症来得快，没有太明显和长时间的"准备形式"阶段。

这里有两种情况。

一方面，癌症的种子可能预先已埋伏在健康的躯体内，只不过对于健康的躯体，它可能永远没有萌发的日子。而对于那些心理受到重创的人，就可能立刻被潜意识"直接"哺育出来。

另一方面，一般性疾病突发，迅速恶化，很快"升级"为癌症，这也是可能的。

四、无论癌症是哪种情况，或是由"准备形式"的疾病"升级"而来，或是似乎没有"准备形式"的疾病，"直接"出现的就是癌症，这两种情况都有一个共同的地方：

相当一些癌症患者心理中都有"活不下去"的情结。

都有"不想活了"这一潜在情绪。

虽然，我们见到的绝大多数癌症患者都有着很强烈的求生欲望，然而，这只是事情的一方面，只是公开的一方面，只是显意识最容易观照的一方面。只要对癌症患者的生活环境、心理深处做一番细致的调查了解，那么，可以肯定的是：

相当一些癌症患者之所以得癌症，之所以得这种接近死亡的疾病，除了其他原因，还因为他们内心深处有"活不下去"的生活因素与心理因素。

也就是说，患者在生活中承受到的那种使他感到"活不下去"的压力，潜意识深处那种"不想活了"的倾向，最终是以癌症这种象征死亡的疾病图画表现出来的。

在这里，潜意识依然严格地遵循了制造梦、制造神经症等图画时所遵循的隐喻手法。

五、因此，我们的结论是：

某些癌症患者在生活环境中很可能有"活不下去"的情结因素。

某些癌症患者在心理深处很可能有"活不下去"的情结因素。

而这些因素一般是潜藏的，因为在人类社会中并不是可以自由随意表达死亡愿望的，并不是可以随意表达活不下去的痛苦和不堪重负的困苦的。

人有责任，有义务，有伦理道德规范的各种言行准则。

只有疾病可以自由地制造。

唯有疾病是隐讳的也是自由表达的手段。

作者在对一些癌症病人的考察中发现，很多癌症病人在患病前都有某种极为强烈的"活不下去"的生活原因及心理情绪。

六、因此，在治疗癌症时，一个很重要的工作，就是挖掘出患者癌症的潜意识病因。

要使患者找到潜意识中那种"活不下去"的情结。不放下这种情结，潜意识中始终压抑着一种要制造死亡疾病的冲动，任何治疗都难以真正奏效。

七、因为死亡的冲动、活不下去的情结更多地是在潜意识中的，所以，我们观察到的癌症患者，大多数都有很高的求生欲望。

求生的欲望与死亡的冲动是事物的两个方面。

对立统一的两个方面。

一方面在制造疾病与死亡，另一方面在追求生命，在与疾病和死亡斗争。

这正是一个完整的人在疾病问题上的完整的心理结构。

　　绝不应该看到患者那么迫切的求生欲，就忘记了他潜意识中那种"活不下去""不想活"的心理。

　　也不应该看到了患者"活不下去""不想活"的心理原因后，忘记了他有强烈求生的一面。越是临近死亡，可能产生愈加强烈的求生愿望。

　　这常常是启发病人放下"活不下去"的情结，战胜疾病的有力因素。

　　八、癌症当然还有许多其他致病原因，如环境污染，如吸烟，如遗传，等等，然而，癌症在一定程度上是潜意识制造出来的图画这一论断是没有问题的。

　　在潜意识制造图画时，"活不下去"的生活原因及心理隐语起了重要作用。

　　潜意识非常明确癌症这种疾病的死亡性质，它就是以此来象征"活不下去"，这是非常确切的。

　　相当多的疾病都是为了象征表达患者在某一方面承受不了的压力。当这种压力持续并增加到了使他有"活不下去"这一感觉时，癌症就出现了。

　　"活不下去"，是癌症出现的潜意识临界点，是人的心理深处感觉的临界点。

　　我们应该在这方面广泛考察，以进一步掌握这里的全部规律。

　　九、与上述相联系的，对癌症患者进行调查与统计会表明，一些癌症病人在患病前，可能会有较强烈的自杀欲望、自杀倾向。

　　当然，有的人对这种自杀欲望、自杀倾向有很清楚的自省。

　　有的人在理智上抵制这种分析，拒绝承认自己的自杀倾向。

然而,当心理分析逐渐深入时,患者放弃了抵抗,深入到自己的内心时,他就会发现并承认自己有着潜藏的而且是很严重的自杀倾向。

这种自杀倾向就是"活不下去"的情结与心理的反应。

很多人都有"一死了之""死一个给你们看看""死了算了""死了才好"等强烈的心理潜语言。

有时就表现为显语言。

甚至就在家庭冲突中、人际关系冲突中发泄出来。如夫妻剧烈争吵时,会有弱势的女性嚷:"你不就是想让我死吗?我到时死给你看看!"

有的癌症患者在患病前的书信、日记中就有各种各样的自杀倾向流露出来。

当然,更多的流露是隐蔽的。

无论如何,将癌症患者群与普通人群相对比,那么,心理调查一定会表明,前者特有的自杀倾向、自杀欲望的较高比例,明显说明了有些癌症不过是一种变相的"自杀手段"。

在表明"活不下去"这一语言方面,癌症与自杀是同等有效的。

癌症只是隐喻的、隐蔽的、留有余地的(还有某种退路的)表明而已。

这个世界的人类,经常是用疾病来表明各种意思的。

疾病是表明思想的"艺术手段"。

十、潜意识制造出象征死亡的癌症,同一切疾病一样:

第一,是病给自己的。为了解脱自己"活不下去"的生活与精神压力。

第二，是病给家人、朋友及周边社会环境的。这是用象征死亡的疾病在表明一个态度。或是痛苦，或是怨恨，或是愤怒，等等。以此来战胜环境。

死亡从来是最有力量的态度。

是最有力量的情感语言。

是最有力量的声明。

是最有力量的忏悔。

是最有力量的威胁。

是最有力量的号召。

等等。

癌症，是潜意识的重要行为。

是一个做给整个世界看的巨大表情。

十一、导致死亡的疾病很多，潜意识也确实除癌症以外，还制造各种各样的导致死亡的疾病。

那么，在什么情况下，潜意识"专门"以制造癌症来表明"活不下去"的痛苦呢？

只要深入考察，并把癌症患者与其他导致死亡的疾病做对比，就可以发现，癌症患者的最大精神特点是抑郁，是压抑。

癌症，可以说是最严重的、最典型的抑郁型疾病。

当一种"活不下去"的痛苦、压力、折磨被过多地抑郁在心中、滞留在心中、梗塞在心中时，癌症就可能开始出现了。

癌症，是精神上高度郁结痛苦及压力的生理反映。

精神上有了巨大的压力不能表现和发泄，潜意识只能以疾病的形式来表现。

当压力大到一定程度,压抑、郁结也到了相应大的程度,就只能以象征死亡的疾病来表现。

癌症,恶性肿瘤,这在语言文字上讲,就有淤积、堵塞、滞留的含义。潜意识用癌症来象征死亡,更典型地表现出了抑郁的特征。

脑出血、高血压、心脏病突发,都可能造成死亡,然而,它们的特点是有更多的发泄、愤怒、情绪的爆炸,等等。

癌症,即是典型的郁结、压抑。

心理上的抑郁、梗塞、滞留,最终以生理上的抑郁、梗塞、滞留表现出来。

癌症是郁结的痛苦。

癌症是高度压抑了的情绪。

十二、传统医学早已观察到癌症患者多有抑郁的精神特点。然而,有了新的疾病学观点,我们对这一切就有了更具体的洞察。

肿瘤的"形象",它的形成机制,特别是中医所讲的肿瘤成因说,都说明癌很有象征意味地隐喻了:以抑郁方式存在的"活不下去"的心理。汉代华佗指出:"疽痈疮肿之作,皆五脏之腑蓄毒不流,非独营卫壅塞而发也。"意思是人体内营卫二气"壅塞"再加五脏之腑"蓄毒不流",则造成肿瘤及癌症。这些致癌原因既是生理上的抑郁、梗塞、滞留,又同时跟心理上的同类现象相应。宋代的《圣济总录》则指出:"瘤之为义,留滞而不去也。气血流行不失其常,则形体和平,无或余赘;及郁结壅塞,则乘虚投隙,瘤所以生。"这都说明壅塞、梗塞是致癌原因。这种生理描述其实都是与心理上的同类现象对应的。

十三、癌症，既然是潜意识制造的图画，是潜意识制造来象征"抑郁得活不下去"的心理图画，那么，癌症选择人体什么部位，有何规律呢？

第一，疾病象征的延伸。如果作为癌症的准备形式是胃病，一个人的活不下去的压力集中在"吃不消"的感觉上，那么，患者就可能以胃癌的形式表现出来。

第二，当抑郁的痛苦、压力带有周身性，那么，癌症就可能从身体最容易梗阻的薄弱环节开始出现。这就和患者的周身生理情况相关。往往那就是一个久已有之的慢性病区。

第三，运用外界致癌因素的方便。如抽烟，如污染。人的哪个部位受这些外界因素侵害厉害，潜意识在把"活不下去"的郁结情绪转化为癌症时，就可能选择哪个部位。

第四，运用遗传因素。癌症，可以说是既有遗传性又无遗传性的疾病。

一个人活得自在，没有任何"活不下去"的心理因素，遗传有可能化为无。

如果一个人有了郁结的"活不下去"的心理因素，那么，当潜意识在制造癌症时，有可能运用遗传因素并同时确定部位。

第五，更多的情况是上述四种情况的综合。潜意识制造癌症时，是综合运用上述四方面因素的。

这应该是我们考察、研究癌症如何被制造出来时最通用的思路。

五

癌症,被现代医学认为是最难治愈的疾病之一。可以说是威胁人类健康和生命的最重大的疾病之一。

我们认为,在一定意义上,癌症应该有更多的预防手段及治愈的可能性。

《破译疾病密码》的理论及分析,或许能使我们对癌症增添一些正确的认识。

第一,癌症既然在一定程度上是潜意识制造出来的图画,是"活不下去"的心理的生理面貌,那么,预防、根除癌症的方法之一就是要使我们的"心"明白。

健康的心理,健康的生活态度,是预防癌症的有效措施。

可以说,把自己的心放平,放好,放在阳光下,就可以很大程度减少患癌症的可能性。

癌症,从某种意义上讲,是社会生活阴暗面在躯体上的图画,是心理有严重问题的图画。

第二,癌症是高度郁结的"活不下去"的情绪,或者说"难过"的情绪。

因此,一个人产生这种情绪时,要善于疏导自己,善于使情绪释放出来。

而对于家庭关系、人际关系而言,相互之间一定要给予对方以释放各种情绪的条件。

这是现代文明——或者说健康文明——应有的起码条件。

任何使他人处于绝对压抑的做法，无论是家庭什么成员，社会机构什么成员，都是不人道的。

都是没有道理的。

第三，当人有了一种普通疾病后，要善于分析这种疾病的心理根源。要明白自己的潜意识有何目的。

这样，就等于与潜意识有了交流。同时，就接受了它的劝谏。

就应该对自己的生活及思想有所调整。这样就避免了任何疾病向癌症发展的可能性。

一切疾病都是警告。

疾病的警告常常是逐步升级的。要从最初的警告开始就认清自己。

第四，即使已经发现自己患了癌症，或亲人患了癌症，都不必恐惧，既然心能造病，心亦能灭病。

陷之死地而后生。

只要下定决心，"痛改前非"，改变使自己致病的生活方式，改变使自己致病的心态，脱胎换骨，就一定能在各种医疗手段的配合下战胜癌症。

癌症，有时不过是潜在的"难过"情绪郁结出来的。

如果真正想活下去，想维护自己生命的权利，那么，放下心来，立地成佛！

要彻底使自己从病人的角色中、情绪中挣脱出来。

癌症，对于一个心地明白的人，并非是最难治疗的疾病。

所谓难治，是因为癌症的心理情结往往比较深刻有力。

放下这一情结，换了思想，那么，癌症起码就失去了心理根源。

如果我们又有战胜疾病的决心，那么，大多数早期癌症乃至中期癌症，就有了很大的治愈可能性。

晚期癌症，作为一种生理病变，凝固了较长久的致癌因素包括心理因素，可能有些积重难返。然而，如果一个人确实"痛改前非"，"脱胎换骨"，彻底抛弃自造疾病的心理情结，那么，在各种医疗手段的配合下，同样可以获得更大的治愈机会。

第八章

关于疾病发生原因和发生原理的新模式

　　疾病在一定程度上是潜意识制造的图画，这是本书的基本公式。

　　即使加了"一定程度"这样一个限定，我们对疾病的这一定论，也可能引起一些人的疑问。

　　那么，这里要说明：

　　作为一个新的疾病学理论，如同任何新的科学、艺术、哲学思想最初出现一样，它会表现出"反传统"的锐气与某种"绝对性"，但同时它又该尽量注意避免偏颇与片面。

　　我们这一新的疾病学理论一方面要以它的勇敢和无畏，抓住自己发现的真理单刀直入地前进，绝不表现出任何怯懦与犹豫；另一方面，也必定要求自己找到它在整个医学史中的位置，清醒自己的界限。

　　人类的医学大厦，是几千年来一代又一代人建造起来的。

　　那里早已有许多伟大的发现。

当我们要进一步阐述潜意识制造疾病的规律时,对这种新的疾病学理论与以往医学理论做一个比较及相关联系的描述,是必不可少的。

一般意义上的现代医学对疾病的理论是什么呢?

如果我们仅着重于"病因"来讨论,有哪些说法呢?

我们手头有一本北京医科大学与中国协和医科大学联合出版社出版的1991年版的《病理生理学》。它对疾病的有关论述,当然不能算世界上最权威的论述,然而,却可以说是一个简单明了的通俗论述。对于我们讨论疾病学与现代医学的理论关系而言,它是很方便适用的文本。

它在第二节"病因学总论"中,关于"疾病发生的原因、条件和疾病发生的原理"大致做了如下概述:

一　疾病发生的外因

(一)致病因素:是决定疾病性质的,有如下几类:

1.生物性因素:有病原微生物,包括细菌、病毒、立克次体、霉菌等;及各种寄生虫。它们引起的传染病和寄生虫病占临床相当大一部分疾病。

2.机械因素:一定强度的机械力作用于人体可以引起创伤,如碰伤、撞击及其他外伤。

3.物理因素:如高温、低温、电流、电离辐射等,达到一定强度或持续作用一定时间即可以造成烧伤、冻伤、电击伤、放射病等。

4.化学因素:化学毒物、药品等达到一定剂量可使人体中毒。

5.缺乏某些必需的物质:如缺乏钙、磷等矿物质;缺乏维生素、蛋白质等达到一定程度可以引起疾病,尤其在小儿更多见。缺水或缺氧更易在短时间内致病。

6.过敏原的作用:当机体对某种物质过敏时,遇到该物质(即过敏原)即发生疾病。

(二)条件(或称疾病的诱因):

疾病发生的条件是指气候、温度、湿度等客观环境因素,或人工导致的一些疾病诱因。这些因素或者影响病原,或者影响机体状态而起到促进或阻止疾病发生、发展的作用。

如夏季天气炎热,潮湿多雨,有利于痢疾、伤寒杆菌的生长,这时人们又喜食生冷瓜果,易将细菌引入胃肠道,而在气候炎热时人们消化液的分泌和肠蠕动均减少,消化道的抵抗力降低,细菌易在肠内繁殖而引起痢疾或伤寒病的发生。这说明气候条件既影响病菌也影响人体。

又如人体受凉后易患感冒、气管炎或肺炎,其原理是人体遭受寒冷时抗体生成减少,上呼吸道黏膜瘀血,气管黏膜的纤毛运动也减弱,局部抵抗力降低,原在上呼吸道的病原得以繁殖活动而致病。狗的实验性肺炎说明,上呼吸道黏膜的瘀血和气管纤毛运动减弱在肺炎的发生上起着重要的作用。实验是这样做的:把肺炎双球菌撒在狗的上呼吸道,只是个别的狗发生肺炎;而先在呼吸道上滴上淀粉糊,造成黏膜的瘀血和纤毛运动减弱,再撒肺炎双球菌,则绝大部分狗均发生了肺炎。在这一例子中,条件主要影响机体,条件在疾病的发生中与"致病因素"同样重要。

(三)另一种特殊的条件,即医源性、药源性疾病因素:往往是由医生造成的,其本来的目的是为了治病,但后果却成了另一种病的原因。

1.皮质固醇类:肾上腺皮质激素的应用给临床带来不少益处,但伴随而来的也造成了感染性疾病的增多。

2.抗菌素:青霉素应用,发现其伴有超感染性。四环素或四环素合并其他抗菌素可诱发脓杆菌感染,并易致败血症。念珠菌引起的心内膜炎大多发生于抗菌素治疗之后。

应用抗菌素针对某种病原而诱发另一种疾病发生的原理可能是多样的。

二　疾病发生的内因

是指人体本身的状态在疾病发生上的意义。笼统地说,可以称为机体对疾病的感受性或抵抗力。

(一)天然的因素

1.年龄:幼儿及老年人最易感染疾病,最常见的是肺炎。年龄因素可能与抗体的关系较大,小儿自母体获得的抗体在头六个月逐渐消失,以后在接触抗原过程中逐渐产生,其间必有一段时间抗体相对不足。所以在这一段时间内易患麻疹、白喉、百日咳等小儿常见病。老年人对抗原性刺激反应减弱,抗体生成也减少。

2.性别:有些疾病在男女的分布比例上有较大的差别,如女性患泌尿系统感染较男性多十倍,这是由于女性泌尿生殖器的生理特点决定的。

3.先天的生理的代谢缺陷:如先天性低丙种球蛋白血症或巨球蛋白血症,都易导致抗体生成不足,而易致反复细菌感染。

（二）后天的因素

1.营养:营养不足和营养过度都是疾病的诱因。如缺乏蛋白质和维生素使机体抵抗力降低,实验动物对沙门氏杆菌、肺炎双球菌和立克次体的感受性增高。而营养过度,如过食脂类、糖类等与动脉粥样硬化、糖尿病等的发生不无关系。

2.过劳:过度疲劳常常是感染和其他疾病的诱因。在人的脊髓灰质炎的发生上这种联系特别明显。实验动物在注射脊髓灰质炎病毒或肺炎双球菌前使其运动(该是过度的运动),则增加感染率和死亡率。有的实验说明疲劳可以使沙门氏菌的潜伏感染激活,并使微生物扩散,其原理可能与乳酸或其他代谢产物增多有关。

3.过冷和过热均可使机体发生改变而易患感染性疾病。

4.精神因素:情绪过分地活动,如过度的喜悦、悲伤或忧郁均可引起内环境相对平衡失调而导致疾病,如某些心绞痛的发作、高血压病均与精神因素有关。精神分裂症的发生与剧烈的精神创伤和神经强烈矛盾有密切关系。

该书在本节最后这样总结道:

上面讨论了疾病发生的外因和内因,包括致病因素、条件和机体三个方面,三者是互相影响的。不同的疾病,外因和内因的作用也不一样。在大部分疾病,尤其是传染病的发生上,外因和内因几乎同样地重要。在创伤或其他机械、物理因素引起的疾病的发生上,外因的作用是主要的。而在原发性高血压、溃疡病、冠心病等的发生上内因的作用是主要的。

我们尽可能全面而又扼要地引用了《病理生理学》一书中"病因学总论"的内容。如果有什么要说明的,那就是我们把"医源性、药源性疾病因素"的概念加入原有的文字中,并把原书有关这一因素的论述,在前后位置上做了调整。

原书中,把这一条列入"内因"显然不妥,列入"外因"中更合适。

这样一个关于"疾病发生的原因、条件和疾病发生的原理"的概述,大概是现代医学的专家们一般都认可的疾病学理论框架。

那么,我们的"新疾病学"与这个理论框架总体关系有何不同呢?

它的发现在哪里?它的意义在哪里?它在现代医学已有理论的对比下,经得住推究的合理性又在哪里?

我们必须做出严谨的科学的回答。

一、如上概述,一般意义的现代医学在讨论疾病时,生理是中心的考察对象。当它以"机体"这个概念来指人体时,也基本上是生理的含义。这个"机体"当然包含有神经系统,包含有大脑在内。但神经系统,包括大脑,在这里也可以说是作为生理的一部分而存在的。如果有心理的概念,也是很薄弱的。当它讲到"精神因素"时,只把精神因素当作导致疾病的因素之一。它本身不是疾病的载体。它不是我们考察疾病的主体对象。

现代医学关于疾病发生的原因、条件和疾病发生原理的概述,可以图示如下:

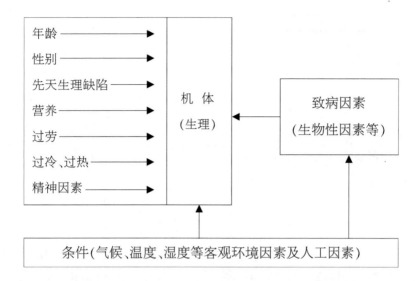

而我们的"新疾病学"则突出强调有一个与生理全息对应的心理实体存在。这个心理实体可以说是多层次结构的意识系统,其中潜意识占了更大也更重要的比重。

因此,机体,在我们看来是生理与心理全息对应的整体。一个意识系统(其中主要是潜意识)感受并操纵着与疾病相关的一切。

任何生理的变化,都相应有着心理的、意识的——主要是潜意识的变化。

任何疾病都有潜意识在参与,而且在相当大意义上可以说,潜意识决定着一切。

在这里,潜意识是无所不知的角色。

在这里,潜意识是控制生理的角色。

离开对意识系统——主要是潜意识——的考察,离开意识系统与生理系统相互关系的考察,我们对疾病的认识很难说是全面的。

我们有可能丢掉一半真理。

我们的"新疾病学"关于疾病发生原因和疾病发生原理,可以简单图示如下:

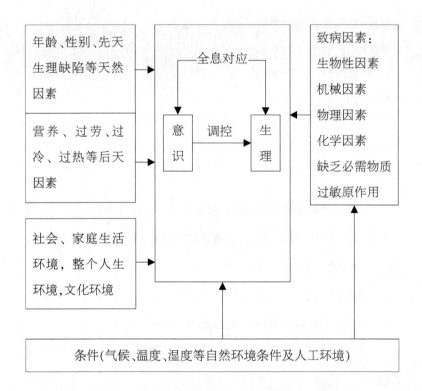

二、如图所示,我们新的疾病学理论与一般意义上的现代医学考察疾病时的区别在于:

第一,它把人体看成意识与生理全息对应的集合体。

第二,确认意识(特别是潜意识)调控着生理。

意识,特别是潜意识,根据我们的"多层次意识论",它是无所不知的。它对人体的外部环境、内部环境的一切因素都是有感觉的,都是接收了信息的。它对一切信息，都有它的处理。

这些处理，有的就表现为"指挥"生理的应变。

应变的形式之一就是疾病。

用更加定理化的语言讲就是：

意识，特别是潜意识是无所不知的，接受并处理着一切信息。

意识系统处理信息的表现之一就是调控相应的生理变化。

意识调控生理变化的一种重要形式就是疾病。

从这个意义上讲，疾病在一定程度上就是潜意识制造出来的图画。

三、因此，我们的"新疾病学"认为，任何外界因素在影响人体时，意识系统与生理系统便全息对应共同感受到了。在心身两个系统相互作用时，意识系统又起到了决定性的作用。

因此，任何疾病的发生过程，从一开始都有意识系统的参与。

从这个意义上讲，现代医学所讲的致病因素，包括微生物性因素，机械、物理、化学、缺乏必需的物质、过敏原等因素作用人体时，都是经过了意识系统的。

还有气候、温度、湿度等自然客观环境及人为导致的环境因素。

还有人的先天、后天的内因。

这一切在综合引起疾病时，其实都是经过意识与生理两个系统全息对应的共同感受的。

潜意识在制造疾病时，是把现代医学所描述的一切因素都考虑在内的。

四、这种新的疾病学理论还把人所处的社会环境、家庭环境、人生背景、文化环境等作为考察疾病发生的更重要方面。

这是它与一般意义上的现代医学的区别。

这种理论认为,人都是自然人,又都是社会人。现代生活如此高度社会化,人在更大程度上是社会人。

疾病在更大程度上是"社会性"疾病,是社会、家庭等诸种生活环境、文化环境引起的。

潜意识制造疾病时,充分依据了这一方面的因素。

在有的时候,这甚至成为首要的因素。

五、情绪在这里只是作为人的意识——主要是潜意识的活动表现之一。

情绪如同人的表情,都是潜意识在外界条件的刺激下,做出的最即时的反应。

有情绪反应,同时就相应有生理反应。有情绪状态相应就有生理状态。当然,这影响着疾病的发生。但情绪本身首先是潜意识的产物,这是我们的"新疾病学"的观点。

而情绪作为一种反应,它本身若在某一个不良方向上凝固久了,也可能成为某一种疾病。

这又是我们的"新疾病学"的观点。

现在,在与现代医学一般理论的比较中,我们有了我们的"新疾病学"关于疾病发生原因及发生原理的较完整的模式。

疾病在一定程度上是潜意识制造的图画,这一结论也有了更具体的注释。

然而,它也必然要面对许多更具体的质疑。

一、第一个质疑:肿瘤、肠胃病、肩背疼及脊椎病、妇科病,这些在

《破译疾病密码》中分析过的疾病,都是由潜意识参与制造的吗?

我们说,是。因为潜意识参与制造疾病,都是为了象征地表明什么,都是为了解决某些矛盾,解除某些压力。

然而,这些疾病常常还有许多非社会生活的因素,如微生物性因素、机械、物理、化学等因素的影响。许多妇科病不是起因于细菌、病毒吗?

我们说,是。那些都可以成为潜意识参与制造疾病的材料。

这里涉及对潜意识制造疾病的"制造"二字的理解。

它不是凭空制造。它也不是无缘无故地制造。

潜意识是在人体面临精神、物质两方面的刺激及压力的情况下,"应变"地制造出疾病的。

这可以说是一个更加完整的公式。

二、第二个质疑,那么,患感冒、肺炎、痢疾、伤寒这些传染病呢? 现代医学的一般理论解释是很清楚的,机体在缺乏足够的抵抗力的情况下,病菌病毒侵入,结果就发生了这些疾病。现在如何用"新疾病学"解释呢? 莫非这些疾病在一定程度上还可能是潜意识制造出来的图画吗?

真的,在这些简单明了的疾病中,还有潜意识"有心"的运作在起作用吗?

我们的回答大致是这样的:

首先,人常常在生活紧张、压力大的情况下感冒。同样一个人,在他生活及心情松弛时,可以抵御寒冷和病菌病毒,避免感冒。而在生活压力大时,感冒轻易就得。这种压力并不一定都表现为"过劳",也可能是情绪不好。如果进一步考察这样的感冒患者，我们就会发现，在他们感冒后，常常有一种并不一定自觉的"轻松感""解脱感"。很多人感冒了，就给自己"放假"了，可以放弃一些过重的负担，也可以推脱一些额外的责任或难办的应酬。感冒给了他们休息的理由，或者感冒给了他们回避尖锐矛盾、可以糊涂一些日子的理由。

感冒有时来得"恰逢其时"。

从这个意义上讲，感冒有时是潜意识制造出来解决"危机"的。

而着凉、病毒、病菌，不过是它用以制造疾病的素材。

潜意识既然能这样"制造"感冒，同样，肺炎、痢疾、伤寒，也可以在一定程度上制造出来。

其次，潜意识具有无所不知的智慧，当它没有任何制造疾病的需要时，当它没有任何制造疾病的情结时，当它没有被任何执着蒙蔽时，它会灵敏而活泼，它会用各种方式"提醒"人避免疾病。

如果一个人没有能避免某种疾病（如传染病），有时可能只是因为潜意识被某些因素蒙蔽住了聪明。

然而，潜意识被蒙蔽又难以被蒙蔽。

所以，那些看来是潜意识被蒙蔽而未避开的疾病，又多少有些"有意"不避的因素。

再次，当然也有这种情况：潜意识没有任何制造疾病的需要与情结，它也未被什么执着蒙蔽（这种情况很少），然而，机体确实抵抗不了病菌、病毒的侵袭而导致疾病。

那么，在这种情况下，我们也可以说：潜意识是明了这整个过程的。生理上的所有变化，它都有相应的感觉。机体在病菌病毒侵袭下，不能不有所损伤,不能不犯病,这里潜意识的工作,就是尽可能调控人体病得恰当,病得轻一些,损失少一些。

这时疾病自然与潜意识无关。这时疾病并非潜意识制造出来的。

所以,我们要对潜意识"造病"加以界定。我们说,疾病只在"一定程度上"是潜意识制造出来的图画。

三、第三个质疑,机械因素引起的创伤呢? 物理因素引起的烧伤、冻伤、电击伤、放射病呢? 化学因素、缺乏必需物质、过敏原作用引起的各种疾病呢?

那还是"在一定程度上"由潜意识制造的? 还可能与潜意识有关? 还可能是人自己"想"病而想出来的?

"新疾病学"似乎遇到了严峻的考验。

我们的回答是:在这些疾病中,潜意识有时仍占有特殊的地位。

首先,有一些人是有自伤、自惩、自杀倾向的。一个看来是无意发生的事故,有时在实质上,是人的潜意识"有心"制造出来的。

譬如有的家庭主妇某天心有怨气不甘心做饭"伺候人",这时她可能切菜时"一不小心"切伤了手指,于是便不能干了,歇了。这种"工伤"其实就是潜意识所为。

人就是用这样的事故来自伤、自惩,以得到某种解脱。

在这个意义上,创伤等疾病在一定程度上也可能是潜意识制造出来的图画。

而机械等因素,不过是它用来制造疾病的材料。

关于这一论述,我们将在本书后面的章节中详细展开。

其次,对于有些看来是与主观原因毫无关系的创伤等疾病,我们也可以指出潜意识的作用。创伤、烧伤、冻伤、电击伤、中毒、过敏等疾病，看来都是不可预见的，甚至是不可抗拒的，然而，在某种程度上，我们说，潜意识是无所不知的。它原本可以引导人避开这些伤害、灾害。但是，它没有这样做。

那是因为它被蒙蔽了。被各种各样的执着、苦累束缚住了。

它的智慧之灵光被遮挡了。

如果它还有"有意"不提醒人避免灾害的倾向，那多少和"有意"制造事故来自惩、自伤、自杀相似了。

再次，也可能机械等因素带来的创伤疾病确实是不可抗拒的，更典型如地震等自然灾害给人带来的伤害确实不可抗拒，那么，我们便又要重申我们的界定，重申"疾病只是在'一定程度上'是潜意识制造出来的图画"。

四、第四个质疑，出生不久的婴儿也有潜意识吗？婴儿生病，潜意识又有什么作用？新生婴儿同样有现代科学还未完全掌握的意识体系。如果从原则上讲，我认为，潜意识在新生婴儿那里同样起着特别的作用。

这些作用的揭示，有待于生命科学对人的意识结构的进一步揭秘。未来的心理学、医学一定会发现人的意识要比我们现在认识到的"伟大"得多，作用大得多。

目前，当我们在某些疾病现象中还不能特别具体地描述潜意识的"制造"机制时，宁肯用"在一定程度上"这个词来限定。

以往的医学描述人患疾病，带有很大的"被迫性""被动性"。谁愿意生病呢？生病似乎都是被迫的。生病似乎都是非本心的。

　　我们的"新疾病学"则要指出：疾病既是一种被迫、被动现象，又是一种主动现象。

　　疾病是人体的一种应变。

　　疾病在很大程度上是潜意识应对各种压力而制造出来的。

　　就面对的压力而言，生病是"被迫"的。

　　就其应对的目的性而言，就其制造疾病的机制而言，生病又是"主动"的。

　　这个宇宙中的任何星球、任何机体在环境影响下发生变化时，都既是"被迫"的，又是"主动"的。

第九章

"新疾病学"的"心理机制"与现代心身医学的"情绪黑箱"

一

我们的"新疾病学"提出疾病在一定程度上是潜意识制造出来的图画，它把心理、社会因素在疾病发生中的作用提到了很重要的位置。

现代医学发展起来的一门新医学学科——心身医学，就是专门研究心理、社会因素对健康与疾病的作用及其相互关系的。

因此，当我们继续阐述我们的"新疾病学"理论时，又有必要将它与现代"心身医学"做对比。这样才能确定什么是它的新发现。

中国医药科技出版社 1991 年版的《情绪调节治百病》一书在第五节"心身疾病"中，对心身医学关于心身疾病的理论做了一个概述。

当然,这同样不能算世界上权威的论述,倒是我面前众多医学专著与辞典中一个比较简单明了的通俗概述,它可以成为讨论我们的"新疾病学"与心身医学关系的一个方便文本。

该书这样概述:

心身医学认为:心身病是指那些心理因素在疾病的发生和演变中起着主导作用的躯体疾病,包括由于情绪反应对大脑的影响,并由此通过植物神经、内分泌和运动神经系统的作用,使内脏、心血管系统、内分泌系统、肌肉骨骼系统、皮肤以及免疫机制等受累而引起的各种症状群或疾病。而且这些躯体疾病的发生,与环境的刺激又与时间的紧张紧密联系。这样的病症常称为"心身疾病"或"心理生理疾患"。

心身疾病是躯体疾病,它具有器质性躯体症状等客观依据和体征,有着构成临床疾病的五个基本要素:病因、病理、临床表现和诊断、治疗等,属于临床独立的疾病单元。但近来,心身病症的概念有所扩大,人们趋向于把明确有心理、素质和躯体因素交互作用所致的躯体疾患也概括在心身病症范围之内。于是,心身疾病有了典型和不典型之分。

关于界定心身疾病的条件,初步提出以下几条:

1.心身疾病必须有躯体症状和躯体症状相关的体征。

2.心身疾病发病的原因应当是心理社会因素或主要是心理社会因素。

3.心身疾病涉及的通常是植物神经系统所支配的系统或器

官。

4.同样性质、同样强度的心理社会刺激对一般人只引起正常范围内的生理反应,而对心身疾病易患者或已患心身疾病的患者来说,可以引起病理生理反应。

5.遗传的个性特征对心身疾病的发生有一定的关系,不同个性特征的人容易罹患某一"靶器官"的心身疾病。

6.有些病人可以提供较确切的心理社会因素致病过程,大部分病人不了解心理社会因素在发病上的作用,但能感到某种心理社会因素会加重自己的病情。

关于心身疾病的分类,世界各国分类标准都不相同,包括的疾病种类很不一致。我国目前尚无统一的心身疾病分类。日本学者将临床心身疾病分为三种情况:第一类是器质性神经症,常有躯体症状为主的自觉症状,躯体因素和心理因素占很大比例的疾病。如心脏神经症、胃肠神经症等。第二类是功能性症状表现,主要是植物神经功能异常的可逆性疾病。躯体因素与心理因素互相结合。如过敏性结肠炎,神经性厌食等。第三类是已达到不可逆阶段的器质性病变,在现阶段躯体因素占很大比例,亦有明显的心理因素,如原发性高血压病、消化性溃疡、支气管哮喘等。

自从多元病因论提出以来,目前多认为心身疾病是由多种因素联合作用引起的,并且可造成器质性病变。个体在生物、心理、社会环境等多因素的影响下,而发生心身变化。生物因素影响着人对心身疾病易罹性。大气水源污染、噪音、经济收入、政治变动、居住条件、生活和工作节奏、冲突和竞争等社会环境因素均可造成人们的心理紧张。不同性格的人对于同样事物的刺激,会产生不同的体验,有着不同的情绪反应,进而也会出现对身心健康的不同影响。情绪因素在心身疾病发生过程中的作用非常明显。人的心理活动通常与某种情绪活动相联系,社会心理因素影响躯体内脏器官一般是通过情绪活动为中间媒介而实现的。情绪活动又分为愉快的或积极的情绪,不愉快的或消极的情绪。积极的情绪对人体的生命活动起良好作用。消极情绪表现为愤怒、恐惧、焦虑、抑郁、悲伤及痛苦等。这种情绪如果反应过于强烈或时间持久,便会使人的心理活动失去平衡,导致神经活动的机能失调,对机体健康产生不利影响。如果消极情绪经常反复出现,它所引起的长期或过度紧张,可造成机体的病变,如神经功能紊乱、内分泌失调、血压持续升高等,导致某些器官、系统的疾病。在心身疾病的致病因素中,社会心理因素的作用尤其重要。

关于心身疾病的发病机制,就目前来说还不很明确。但许多人认为是通过对中枢神经、内分泌和免疫三个系统的作用而致病。

该书对这三个系统的研究做了扼要的论述后指出,心身疾病的发生与演变在临床上大致可以分为四个阶段:

1.起因于一定心理因素下的躯体疾病,病初期常呈现原发躯体症状,即"第一级症状"。

2.在性格缺陷等易患素质的基础上,患者产生强烈的情绪障碍为中心的心身反应。

3.促使原发躯体疾病的症状加重、恶化或复杂化,进而产生继发症状,即"第二级症状"。

4.心身综合治疗后疾病趋向好转或缓解。

在心身疾病的发病初期,其原发躯体症状一般不很严重和复杂,但在情绪障碍及性格缺陷素质的影响下,产生心身相关的心因与体因交织作用,促使原发躯体疾病症状加重、恶化,形成恶性循环。而且出现以下多种症状:

1.紧张不安,焦虑,忧郁,悲观,对疾病和康复失去希望或产生空虚感,失眠,烦躁,情绪不稳定。

2.有自我注意,自我暗示,幻想,或全身不适,虚弱无力感,重病感,恐癌症,精力和体力日益衰弱,不能积极工作和生活,发生各种社会适应障碍。

3.心悸,心慌,气短,异搏感,胸闷,胸痛,异物感或梗阻感等。

4.纳差,腹胀,消化不良,消瘦,便秘,恶心,呕吐。

5.求治心切,迫切希望得到名医好药的治疗。少数患者表现出"明苦暗乐"的情感。

病状的出现因人而异,有多有少,也有交叉重叠,程度不一。据统计92%的患者有继发症状。心身疾病种类很多,但在心理矛盾和性格缺陷背景下,产生情绪障碍为中心的临床症状是其共同特征。心身疾病的临床症状多种多样,但在情绪障碍方面主要有六种表现:(1)焦虑状态。(2)抑郁状态。(3)疑病状态。(4)癔症状态。(5)强迫状态。(6)失去现实感状态。

在心身疾病的诊断过程中,要紧紧抓住三个必不可少的基本临床病理特征:(1)具有明确的社会心理因素;(2)一定的性格缺陷(易患素质);(3)情绪障碍。

心身疾病的治疗,要有整体的观念及系统的观念。应采取生理、心理、社会等多方面的治疗。在治疗时根据实际情况有所侧重,有时以社会心理治疗为主,躯体治疗为辅;有时以躯体治疗为主,社会心理治疗为辅。并注重各种治疗方法间的相互作用关系,进行综合治疗,提高疗效。

在紧张的社会环境中,每个人应该注意自己的心身健康,而整个社会要加强心身卫生工作。

这是该书这一节最后的总结。

二

我们对"心身医学"的疾病理论有了比较扼要的概述了,对心身医学比较陌生的读者,也该对它有比较清楚的概念了。

那么,我们的"新疾病学"要发布哪些与其不同的发现呢?

心身医学中集合了许多医学研究的成果,我们的"新疾病学"在与其对比时,要做出什么自己的声明呢?

一、现代心身医学虽然重视疾病的社会心理因素,但这些因素究竟如何引起躯体疾病,其中间环节到底如何,心身医学没有能够具体阐述。

或者说,对社会心理因素——毕竟只是环境因素——真正导致躯体疾病的中间的心理机制是缺乏研究的。

如果它对这个问题有什么论述的话,那就是"社会心理因素影响躯体内脏器官一般是通过情绪活动为中间媒介而实现的"。

这样的论述是极其笼统的,是没有能揭示整个心理的机制的。是没有揭示人体意识系统在整个生病过程中的运作的。而越过情绪这个"中间环节",心身医学关于心身疾病的发病机制,就进入"中枢神经""内分泌""免疫"这样三个系统了。

情绪大致通过这样三个系统影响整个躯体。

所以,心身医学对心身疾病发生原因、发生条件及发生机制的理论可以大致图示如下:

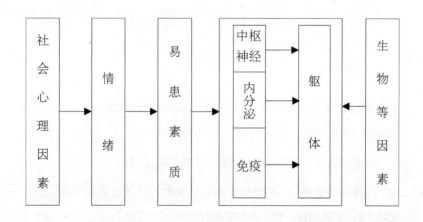

从这个图示中,我们既可以看到心身医学对心身疾病的理论的有价值之处,也可以看到它的缺陷。

这个缺陷就如我们刚才阐述的,对于疾病发生的心理机制,只能以笼统的情绪环节简单过渡,但其实这里有着极为重要的内容及规律。

我们的"新疾病学"认为：疾病在很大程度上是潜意识制造的图画，作为与心身医学的比较，"新疾病学"理论又可以简单图示如下：

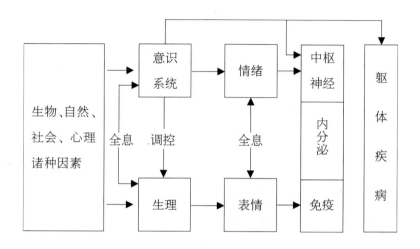

在这个图示中，我们的"新疾病学"表明了自己理论的独到之处：人的意识系统是和生理系统全息对应地接受一切环境因素的影响的。意识系统，其中主要是潜意识调控着生理。情绪是它制造出来的心理图画。表情是它制造出来的生理图画。这两种图画是相对应的，都是潜意识在应对各种社会心理因素时制造出来的。

人的面部可以有表情图画。人的中枢神经、内分泌、免疫系统也相应有它们的表情图画。这种图画或许不那么直观，然而，同样是一种内在的表情，一种图画。

人的面部表情凝固久了，便成为相貌。

中枢神经、内分泌、免疫系统等的病变表情凝固久了，也会成为病变相貌。这便是这几个系统的疾病。

这几个系统还影响躯体各个器官,于是躯体各个器官也有自己的表情(功能性病变)、相貌(器质性病变)。

二、当社会、心理因素加在身心全息对应的人体后,潜意识便在应对的过程中制造出疾病来。

它在制造疾病时,是有其思维规律、操作规律的。

它有它的程序,它的语码。

它运用了各种各样的象征与隐喻。它像制造梦一样,有它的语码。

而这一切,我们的"新疾病学"是要予以揭示的。

一定的社会心理因素构成的压力,在人身上制造出某种疾病是有特定的规律的。

甚至可以说是有精确的规律的。

或者可以说是有具体的心理机制的。

它认为,只笼统地以情绪作为中间环节来做心理机制的黑箱描述,是很不够的。

三、至于"情绪",在"新疾病学"中的位置也与在心身医学中完全不一样了。

情绪有了更确定的位置。

情绪只是潜意识在应对社会心理压力时做出的第一个心理图画。

它可能成为一个"中间环节",然而,它只是潜意识制造其他生理图画的中间环节。

潜意识在制造心身各种图画时,完全可以是多层次、多方面同时进行的。

四、"新疾病学"关于疾病在很大程度上是潜意识制造出来的图画的结论,其包括的范围要比心身医学关于心身疾病的定义范围大许多。

心身医学列为心身疾病的一般有:原发性高血压,心脏神经官能症,冠心病,心律失常,消化性溃疡,胃肠神经官能症,神经性厌食,神经性呕吐,结肠激惹综合征,溃疡性结肠炎,支气管哮喘,过度换气综合征,肥胖症,糖尿病,甲状腺功能亢进症,紧张性头痛,偏头痛,风湿症,遗尿症,外科心身疾病,手术性心身疾病,妊娠中的心身疾病,分娩中的心身疾病,月经失调,不孕症,人工流产中的心身问题,绝育中的心身问题,原发性青光眼,眼疲劳,中心性浆液性视网膜病变,功能性耳聋,美尼尔氏症,咽异感症,癔病性失音,瘙痒症,神经性皮炎,荨麻疹,斑秃,癌症,等等。

应该说,心身疾病的范围相当大了。

然而,我们的"新疾病学"要把更多的疾病包括在"潜意识制造的图画"论中。

它表明自己透彻的理论,相信在相当多的疾病中,人的潜意识,人的心灵深处,都在起着重要的甚至是决定性的作用。

五、对于心身医学列入心身疾病范围的疾病,我们的"新疾病学"在对其心理机制的分析中,自然也有比心身医学更具体、更确切的逻辑。

就像潜意识制造一个梦有其特定语言逻辑一样,潜意识制造某一种疾病加给某一个人以应对某一种情况,有着特定的逻辑。

未来的医学应该掌握这种逻辑。

而且,"新疾病学"认为,未来的人们都应该掌握潜意识制造疾病的特定逻辑。

这是需要普及的一门知识。

这要成为一门常识。

六、心身疾病患者的临床症状虽然多种多样,但在情绪障碍方面却有着不同的神经症表现。焦虑状态,抑郁状态,疑病状态,癔症状态,强迫状态,失现实感状态,都是典型的神经症表现。

心身疾病带有很大的神经症性质(有的就是神经症的延伸)。

这充分证明了我们的"新疾病学"的理论:

神经症是人类绝大多数疾病的精神缩影。

神经症是通往其他疾病的桥梁。

很多疾病是神经症的延伸。

解剖神经症,是解剖人类绝大多数疾病的钥匙。

七、"新疾病学"比较心身医学,将:

第一,更加重视疾病的社会心理因素。

第二,将把社会心理因素导致躯体病的心理机制揭示出来,取代心身医学的笼统的情绪中间环节。

第三,对疾病的这种社会—心理—生物分析,大大超出心身疾病的范围,包括相当多数的疾病。

第四,在比心身医学更深入、更具体指明社会心理因素如何通过潜意识心理机制导致疾病的基础上,尖锐地、强烈地指明疾病的社会环境根源,指明患者个人的心理根源。

而后,它将鲜明地提出战胜疾病、争取健康的新理论。它对现有的文化、社会、家庭生活,表现出更大的批判性。它认为,正是通过对疾病的透视,有必要重新认识人类现存的全部文化与社会生活。

三

心身医学在医学史上的诞生是比较温和的,自然而然的。而"新疾病学"的提出,其本质上虽然也该是"自然而然"的,但它的表现形式将带有更多的批判性。

它的出现,将可能引起人们较强烈的反应。它不仅是疾病学问题,而且是文化问题、哲学问题。它要在批判现存观念的过程中开辟自己的道路。

当我们对疾病产生的潜意识心理机制有了完整的认识,当我们对潜意识制造疾病的生理机制再有所发现,那么,我们对疾病的认识就有了足够重要的发现。

第十章

人人都有制造疾病的功能

一

在与现代一般医学及心身医学做了对比之后,我们要继续深入阐述"新疾病学"的理论。

人人都有制造疾病的功能。这是"新疾病学"提出的明确定理。

人人都会生病,这是任何医学都承认的基本事实。

然而,他们会把疾病的产生当作人体的"非正常"状态,功能遭到破坏的状态,"被迫"的状态。

当我们的"新疾病学"讲"人人都有制造疾病的功能"时,它把疾病在人体功能中的地位,把患者主体人格在疾病中的位置,做了新的规定。

人人都有制造疾病的功能。

人人都有大小不同的制造疾病的功能。

人人都有不同特点的制造疾病的功能。

当把生病定义为人的一种功能时，我们对疾病就会有许多新的认识。

我们就会逐渐认清：

一个人为什么需要制造疾病，一个人为什么会制造疾病；

制造疾病依靠什么样的文化逻辑；

制造疾病遵循什么样的语码及程序；

疾病在人类社会中的位置；

人类对疾病的正确态度是什么。

应该说，确认"人人都有制造疾病的功能"这一定理，对于我们深化对疾病的认识是至关重要的。

疾病有些是纯粹不可抵御的。例如地震、洪水等天灾给人的伤害，譬如先天遗传疾病，譬如强辐射、高污染引发的疾病，等等。但疾病又有相当一部分是潜意识制造出来的。如我们前面讲到的，当一个女性因婚姻家庭问题痛苦压抑而不得诉说时，潜意识就造出个妇科病来"诉苦"。又如人心理上有了不堪重负的压力，潜意识就造出个肩背疼、脊椎病，并由此推脱一些责任与压力。这种"不自觉"的"造病"功能是人人都有的。又譬如，人有了精神上无法忍受的"活不下去"的痛苦后，潜意识会造出癌症这样的"不治之症"来，以死亡让人"解脱"。这都是一种人体的"功能"行为。

正像我们前面已经讲到过的,疾病首先是"被迫"的,是在外界压力下出现的,但疾病在一定意义上又是"主动"的,是人的心理防御机制的躯体化。

二

提出"人人都有制造疾病的功能"这一命题,首先有必要将以前章节中关于潜意识制造疾病图画的理论系统化。

疾病在一定程度上是潜意识制造的图画。

制造疾病是人人都具有的功能。

这些命题要求我们对人体制造疾病的心理—生理机制做出应有的阐述。

一、因为我们的"新疾病学"认为,人是生理系统与意识系统相互全息的统一体,所以,它认为疾病作为一种人体功能现象,意识系统是始终参与的。任何致病的信息作用于人体,是意识系统与生理系统共同承受的。

二、意识系统的结构是多层次的。在致病或者说在制造疾病这一过程中,潜意识有时起了主要的、决定性作用。

意识系统与生理系统的相互全息,前者常常对后者起着调控、决定性的作用。

三、潜意识在面对各种信息的刺激及压力下,可以调控心理及生理,做出各种反应。

这些反应包括制造瞬间的图画,也包括制造长久的图画。

如情绪,如表情及相貌,如过失,如梦。

如神经症。

也可以是各种疾病。

在这里:疾病＝情绪。

疾病＝表情及相貌。

疾病＝过失。

疾病＝梦。

疾病＝神经症。

这是我们前面已经公布过的公式。现在,我们对它们做一些展开,并且在以后的章节中继续展开。

四、我们先来看看:疾病＝情绪＝表情。

情绪是潜意识制造出来的心理图画。

表情是潜意识制造出来的生理图画。

在任何一种对外界信息的应对中,潜意识总是同时制造出这种即时的图画。

在这里,情绪与表情可以说是互为里表、相互全息的。

情绪都外现在表情上,表情都体现着情绪。

然而,我们应该认识到:人的周身都有"表情"。

人全身的外在表情就是姿态。

譬如,一个人步履蹒跚的姿态就是全身做出的疲惫表情。

人的任何一个器官、一个器官系统也都有其"表情"。

譬如,一个人的胃痉挛就是胃部难受的表情。

在这里,"表情"不仅指某一器官的表面形象,如胃、心的外部形象,而且指它的全部内外的状态,功能性及器质性的所有状态。

因为人的全身与其任何一个局部(如面部)全息。

所以,面部做出某一表情时,全身其实也在做出相应的表情。

或是健康的、愉快的、良性的表情,或是病态的、苦痛的、恶性的表情。

病态的、苦痛的、恶性的表情,又有各种具体不同的类型。

因此,人的整个身心、各个器官、各个器官系统在相互全息的对应中,都会在某种情况下进入某一种特定的病态表情中。

当信息并不异常强烈,那么,人的面部表情连同情绪也便过去了,而身体各器官、各器官系统相应的表情及情绪也便过去了。

如果刺激十分强烈,那么,表情及情绪就可能在很短时间内在人体各部位、各器官、各系统留下了凝固的印迹,成为疾病。

五、即使刺激并未达到异常强烈的程度,但只要有一定强度,又维持足够长的时间,那么,病态的表情(及情绪)便必然凝固为病态的相貌。

面部的相貌,也是周身各部位、各器官、各系统的相貌。

在这里,我们前面讲过的格言仍然适用:

表情是瞬间的相貌。

相貌是长久的(或凝固的)表情。

六、不同的病态情绪对应着不同的面部表情。

也对应着人体器官、器官系统的不同"表情"。

最终,作为这些表情凝固成的相貌——疾病,也不同。

第一,虽然任何情绪——表情相关的反应,理论上都是全身性的,但同时又是各有不同重点的。就中医的总结来讲,喜伤心,怒伤肝,悲伤肺,思伤脾,惊伤胆,恐伤肾,就是体现这种规律。

第二,在同一部位、器官或器官系统,也可能造成不同的表情——情绪——相貌——疾病。

譬如胃部患病,就有各种各样不同的病。

七、面部的表情很直观,好理解。整个身体的外在表情——姿态,也直观,稍一想,就从面部表情扩大而得以理解了。有些器官的有些表情,略想一想,也还直观,如胃痉挛,同面部痉挛性质是一样的,可以类比,可以理解。

只要加上解剖的想象,将胃放在眼前观看就是了。

同样,心脏跳得很剧烈,无疑是心脏的表情;血管搏动得剧烈,是血管的表情。凝固了,又都是相貌。肝肿大,发黑,无疑都是相貌。心脏肥大,也是相貌。

这些只要加上解剖的想象,把器官放在眼前观看,那么,它们的"表情"还是可以理解的。

然而,再往下想,胃内部的溃疡呢? 心脏内部的毛病呢? 肺内部的肿瘤呢?

其实一样,再解剖下去,将胃的内部、心脏的内部、肺的内部解剖放在眼前,都有其表情及相貌。

只要彻底地运用解剖的想象,那么,各种器官的、各种系统的功能性、器质性病变,都可以作为表情、相貌来"观察"和描述。

这些也还都直观。

往下还有。内分泌失调呢? 中枢神经紊乱呢? 免疫系统出故障呢？这些似乎不那么直观了。仔细一想，也都可以想通。人体的一切病变，功能的、器质的，都是以某种"形象"的方式反映出来的。

都是表情。都会凝固为相貌。

只要对表情、相貌这两个概念一般化了，我们的思路及观点，在观察人体时就会无比犀利。

且又无比通俗。

八、也可能"表情""相貌"这两个通常描述面部形象的词，对我们有习惯性的约束，影响我们思维的透彻化。

那么，不妨用一个"相"字来代替它们。

潜意识总是在制造各种"相"的。

心理相。生理相。

有短暂的相。有长久的相。

凡是病态的相，我们称之为病相。

那么，潜意识在周身、上下、内外，在人的各个器官、各个系统，都可能制造病相。

制造病相，是潜意识的一大功能。

九、有了制造病相的说法，我们的理论就可能更加犀利，直指人心了。

范畴是很重要的。

用不同的词、不同的概念，就有不同的效果。

当我们讲，人经常制造病相，便立刻感到了这话的尖锐性。

当我们讲，人经常自造病相，那就更有剖析力了。

我们的"新疾病学"就是要揭示人自造病相的规律。

十、潜意识制造病相,首先都是周身性的。各部位(包括面部)、各器官、各系统的病相与全身都是全息相应的,譬如中医望诊,可以通过观看一个人的面部而了解周身情况,因为面部与全身全息对应。又譬如中医耳针疗法,一个人耳朵上的众多穴位与其全身器官对应,这又是一个器官与人全身的全息对应。其实,人的任何器官与局部的疾病都关联着全身,这是很显然的。

潜意识制造疾病同时又是有重点的。某一种病态反应往往集中在某一部位、某一器官、某一系统。

而这一部位、这一器官、这一系统又与其他部位、其他器官、其他系统因果联系,产生"二级相"。

首先是一个器官或一个系统的明显病变,这是"一级相",譬如先是心脏病。

它又引起另一个器官、另一个系统的病变,这是"二级相",譬如引发了肺病,合并为心肺病。

还可以有"三级相",譬如心肺病又引起的其他并发症。

级别不是绝对的,各器官、各系统间的病变,互为因果,相互交织。

十一、这时就可以说,"表情""相貌"只是我们最初的比喻说法。在用了"相"的概念后,我们就透彻得多了。

说到底,人的心理、生理都有其每时每刻可描述的状态。

这状态就是一定的相。

相的概念可以渗透生理、心理各个方面、各个层次。

就生理而言,各个器官、各个系统的功能性、器质性状态都是相。

而且可以从各个角度来概括其状态,也就是有各种角度的"相描述"。

譬如,日常观察一个人,就可以有各种相描述:品相,德相,才相,貌相,体相,神态相,气质相,风韵相,性格相,等等。

从医学角度来观察任何一个人,观察任何一个器官、任何一个系统,都有多种(理论上有无限多种)角度来描述它的状态。

都有非常丰富的"相描述"。

丰富的相描述,对于我们发现规律是极其有意义的。

心理状态也是相。

情绪就是情绪相。

心理相与生理相是全息对应的。

生理各个部分之间,各个部分与人体整体之间,也是全息对应的。

这叫"相全息"。

相有"相变"。

相变有积累。

不同器官、系统之间相变的互为因果,只是它们之间相变全息性的一种狭义描述。

十二、我们的"新疾病学"在一定意义上也可以说是"新病相学"。

我们要充分运用"相"的理论,在这里可以概括指出的是:

相的无限丰富性。

相的全息。

生理、心理相全息。

病相全息。

情绪、表情相全息。

相变。

相变的时空记录。

等等。

三

我们再来看看：疾病＝梦＝神经症。

一、我们知道，神经症主要如焦虑症、抑郁症，是精神性的疾病。当我们说神经症＝梦时，对精神分析学有理解的人都比较容易理解。

我们现在则说，相当多疾病＝梦＝神经症。

这是我们的重要发现。

我们在前面对妇科病、消化系统疾病、肩背疼及脊椎病、癌症等的分析，已经初步证明了这一点。

对其他疾病做类似的分析，也将证明这一点。

疾病在相当大的程度上确实是潜意识运用制造梦的形象隐喻的手法制造出来的。

如果更具体地阐述这一论点，就可以得到如下定律：

第一，梦首先是人的心理世界中表现的一种情绪，一种态度。这种情绪，这种态度，是表现给梦者自己看的。

而疾病也首先是表现一种情绪，一种态度。这种态度不仅是表现给患者自己看的，也是表现给周边环境看的。譬如一个人腰痛得直不起来，就表明一种不堪重负的情绪，也是对周边人显示出的一种态度：请别再给我加码。

梦是对梦者自己的形象隐喻的宣言。

疾病则是对患者自己又是对患者周边环境的形象隐喻的宣言。

第二,梦就其本质而言,是一种愿望的达成,一种愿望的实现。这是在虚幻的梦境中的实现。

而疾病在相当大的程度上也是一种愿望的达成,一种愿望的实现。只是这种愿望的达成与实现,不仅停留在虚幻中,也常常表现在现实中。

疾病确实可以使患者达到很多目的,可以获得很多效果。

那些目的、效果的达到、获得,即是潜意识——或称无意识——"有意"为之的。

第三,潜意识在制造梦时,会运用各种素材。而潜意识在制造疾病时,也会运用各种素材。

这些素材即是潜意识有关患者自身情况和患者周边关系情况的全部记忆。

潜意识在制造疾病时,可以说已经把患者自身的情况,他与周边环境的关系,他的处境,他所受到的压力与诱惑,都估计在内了。

潜意识是充分综合了这一切因素后制造出疾病的。

第四,潜意识制造梦时,运用的是象征、隐喻的手法,其象征、隐喻的语码是与梦者的整个文化背景、文化素质相联系的。

潜意识在制造疾病时,同样使用象征隐喻的手法,其象征、隐喻的语码同样与其具有的整个文化背景、文化素质相联系。

这一点,我们往下还将详细论述到。

二、然而,疾病与梦毕竟又有不同。

梦只是一种心理图画。

疾病则是心理—生理图画，更多的是生理图画。

一个梦的影响可能是短暂的。

而一种疾病的影响则可能是较长时间的，甚至是永久的。

梦的影响只在梦者的主观世界中。

疾病的影响则要扩大到客观世界。

因此，疾病常常是一种生理化的梦。

疾病常常是长久的梦。

疾病常常是客观化、外化的梦。

三、梦虽然在其运用隐喻象征手法实现愿望的过程中，是符合隐喻象征的语码的，是符合艺术逻辑的。然而，它是非理性思维的，常常不符合理性逻辑。因此，它又是荒诞的。

疾病也一样。它被潜意识按照象征、隐喻的艺术逻辑制造出来达到某种目的，却可能是荒诞的。在理性思维看来是完全谬误的。

疾病的荒诞性，是整个人类必须清醒认识的。

说其荒诞，是因为它不符合一个人及整个人类的理性指导的生存利益。

四、因为梦是潜意识的心理图画，疾病是潜意识的心理—生理图画，所以，当疾病只是精神性疾病，即它只是潜意识的心理图画时，那么，制造它的机制与制造梦的机制基本相同，都是在心理范围内。

例如神经症。制造它的心理机制与制造梦的心理机制很相似。

然而，如果疾病具有了生理内容，那么，潜意识制造它的过程，不仅有心理机制这一环，还有生理机制这一环。更确切说是心理—生理机制的整体综合。

在这时,我们的"新疾病学"就要回答精神分析学不曾回答的问题。

我们认为,人的潜意识、人的情绪、人的意念力直接影响人的生理。

生理的各种变化,都可以在其意识力、意念力的影响下完成。

这是我们今后要深入研究的。

彻底揭示人人都有制造疾病的功能,彻底揭示疾病的奥秘,我们早晚都要站到生命科学的理论成果描绘出的新文明地平线上。

那样,我们对疾病就有了高屋建瓴的剖析。

对于潜意识制造疾病的心理—生理机制,如果目前还需要有所深化的话,那么,我们就要提到第二章讲到的"多层次意识论"。

在那里,作为广义潜意识的概念,潜意识一共有四层:狭义潜意识(即弗洛伊德意义上的潜意识),超感潜意识,做功潜意识,自性潜意识。

其中狭义潜意识基本提供了制造梦、制造神经症所需提供的全部心理机制。

同样,它也基本提供了制造一般疾病所需提供的全部心理机制。

然而,还有"做功潜意识"。甚至有人认为,这一层次的潜意识可能表现出意念致动。

人人都有"做功潜意识"。

当做功潜意识与狭义潜意识结合起来时,它们在制造人体的疾病方面,就表现出了全套的功能。

当然对于这些,全社会还需逐步了解与接受。

第十一章

生病是因为有需要,生病是因为有好处

一

　　我们的"新疾病学"高度重视疾病的社会—心理因素,对社会—心理因素导致疾病的机制做出独特的阐释。

　　我们的"新疾病学"认为,以往医学对疾病的心理因素的理解是不够的。

　　它们没有把心理当作与生理全息对应的系统来对待;

　　没有看到疾病实际上是身心两个全息对应系统组成的人体与外界环境相互作用的结果;

　　没有看到在疾病的发生过程中,人的心理系统或者说意识系统起

着非常重要的作用,它调控着生理;

没有看到疾病在一定意义上是意识调控人体的一种产物,而意识系统中,潜意识尤其起着重大的作用。

人类现在对疾病的认识太倾向于"还原主义"了,太倾向于分门别类了。对疾病的整体性研究应该说是太不够了。

中国的中医曾经有过对疾病与健康的整体认识,那是把人体的精神与身躯综合起来,并放到天地宇宙中做整体考察的。

然而,中医朴素的、天才的观念,在现代并没有得到新的发展。

现代医学的一般理论承认心理因素在疾病发生中的作用。据有些调查统计的结果认为,心理因素在其发生中起作用的疾病占疾病的50%~70%。

当然还有其他统计结果。

就这样的统计,也已说明心理因素的重要。

然而,现代医学一般只是认为心理因素在疾病发生中"起作用"。至于是"如何起作用"的,现代医学理论的论述就不太够了。

我们在第八章、第九章曾对现代医学关于疾病发生的原因及发生原理的概述做过评论,对现代心身医学的有关理论也做过评论。他们对疾病发生过程中,人的心理系统、意识系统作用的描述都不太够。

我们的"新疾病学"认为:

第一,心理因素在其发生中起作用的疾病占整个疾病的比率,要比现代医学估计的高。

第二,心理因素在每种疾病中所起的作用,要比现代医学估计的大。

　　第三，对疾病有影响的心理因素的构成，也要比现代医学认识的多而宽泛。不仅是消极的情绪，精神的创伤，现实的压力，等等，各种心理都会对疾病的发生起作用。可以说，心理对疾病起着多方面的影响作用。

　　第四，有些看来似乎起因于毫无心理因素的疾病，其实已经有心理因素在起作用了。人总是处在一定的心理状态中。疾病只要一发生，就已然可能有心理因素预先作用了，只不过那作用比较隐蔽。

　　即使这些隐蔽的因素我们始终没有发现，但任何疾病只要一发生，它就成为患者的生活现实。它立刻成为患者社会—心理处境中的重要事实。它立刻影响了患者的社会—心理处境，反之，患者的社会—心理处境，立刻对疾病有着某种影响了。

　　也就是说，即使心理没有参与"制造"疾病，它也立刻会"运用"疾病，从而影响疾病的进程。譬如人由于病毒感染病了，如果他心理还承受着某种难以解除的大的压力，那么潜意识就可能把小病放大为大病。

　　这样，我们对疾病发生的心理因素，做了几点补充与注释。

　　这是对现代一般医学理论的补充与注释。

　　然而，我们又要说：这种补充和注释仍然是太不够的。当我们用"心理因素"这一范畴来考察人的意识系统在疾病中的作用时，已经偏离了整体的观念。因为这不仅仅是个局部"因素"的问题。

　　没有抓住意识系统与生理系统全息对应，并且调控后者这样一个"全局性"、整体性真理，那样，无论如何补充注释"心理因素"的作用，都还是有些偏离根本的。

　　疾病在一定程度上是意识系统(主要是潜意识)制造出来的图画。

意识系统(主要是潜意识)在制造疾病时,是充分估计了"所有因素"的。

包括人所处的自然条件、社会—心理条件,包括各种外界信息,包括人自身的心理、生理条件,包括"一切因素"。

潜意识制造疾病,如同制造梦、制造神经症一样,如同制造表情、相貌一样,是为了表示某种态度,是为了达到某种愿望。

"新疾病学"要清楚地告诉人们,潜意识在运用制造疾病的功能时,有它的目的,它的动机。

这是我们探讨潜意识制造疾病的心理机制的第一个根本的方面。

潜意识并不是毫无理由地制造疾病的。

因为疾病是一种事实,它会引起一些后果。

潜意识大致知道这些后果。

因此,潜意识(或称无意识)多少有些"有意为之"。

疾病对于人来讲,原本就是"有意无意"之间的事情。

从这个意义上,即从潜意识的目的性上讲——

生病在一定程度上是因为有"需要"。

生病在一定程度上是因为有"好处"。

这种"需要"是现实中的需要(同时也是心理上的需要),这种"好处"也是现实(并非虚幻)中的好处。

患者确实是在现实中得到生病的"好处"的。

只不过生病这种方式很隐蔽,很艺术,潜意识在达到了目的之后却没有暴露自己"有目的"的一面。

然而,我们的"新疾病学"却要揭示潜意识的目的,揭示人生病在一定程度上是因为生病确实有"好处"。

我们要将潜意识曝光，将疾病的隐秘曝光。

二

一个人生病，如同前面论述过的，第一是病给自己的，第二是病给他人也即家人、亲朋好友及周边社会环境的。

生病的"好处"主要有如下这些：

病给自己的第一个"好处"，是释放过度的愤怒、气愤、嫉妒、仇恨、痛苦、悲伤、郁闷、冤屈、紧张、不安、恐惧、焦虑等消极、不良情绪。

一个人有了某种压抑过分的强烈情绪，又没有表达、发泄的方式，只好以疾病的方式隐蔽地表达出来，以求心灵深处的某种平衡。

大怒而不得发泄，郁结成肝病，就潜意识而言，毕竟是怒过了，有了表示了。

思虑过度，伤脾，不思饮食。于是，过度的思虑也便有了表达。饭都吃不下了，算是对得起所思虑的人与事了。

病给自己的第二个"好处"，释放过度的忏悔、羞愧、歉疚、负罪感等情感及情绪。

这时，某一种疾病就是以自罚、自惩的象征意义出现的。因为曾经流产了，觉得对不起未能降临的生命，于是，就有了妇科病。因为过去打伤过人，或打伤、打死某种动物，有罪恶感，于是，手臂就出现各种各样的疾病。

这样，内心就会产生不自觉的自惩后的平衡。

病给自己的第三个"好处"，缓解过劳的压力，取得休息的权利。

人总是在无止境、无节制地追求名利功业。在追求时，欲望的扩张从不考察力量的限度。过于紧张的压力，过于劳累的压力，是现代社会的普遍现象。身心支持不住了，承受不了了，潜意识一定会运用各种素材制造一个疾病，使人缓和自己的节奏，获得一定的休息。

感冒常常是最平常的手段。其余各种手段就多了。任何一种疾病，都可以用来作为对过劳的警示。

人在疾病后休息，常常是心安理得的。这充分表明疾病在此时出现的目的性。

疾病在这里解决了欲望无止境追求与力量有限度之间的矛盾。

病给自己的第四个"好处"，缓解生活中各种尖锐矛盾的压力，使人取得时间上缓冲的余地。许多人在遇到困境无法解脱时便病倒了，于是一切事情便都可往后推延。

人常常面临极其尖锐的、几乎是无法解决的矛盾。社会生活中，事业中，生活中，这种矛盾的压力大到一定程度，疾病常常会应需而出现。

人有了病，就可以回避矛盾了。

疾病是回避许多困难的最有效也是最庸俗的手段。

潜意识几乎是很频繁地运用这种手段。

病给自己的第五个"好处"，缓解各种感情过度的压力。爱，是一种美好的感情，但爱得过度，引发各种情绪活动，对心灵造成巨大压力而无法解决时，疾病便是唯一的手段。

林黛玉无法面对爱情的痛苦，疾病便适时出现。有了病之痛，起码能少想点爱情之痛。

疾病可以使一切都相对淡化一点，放下一点。

疾病是遏制过度心理活动的有力手段。

病给自己的第六个"好处"，缓解责任、义务的压力，使人得以推卸责任。

每个人都有该尽的责任和义务。做父亲的责任和义务，做母亲的责任和义务，做子女的责任和义务，做朋友的责任和义务，做工作的责任和义务。做人的责任和义务。各种各样的责任和义务。当责任和义务对一个人构成了某种不堪承受的压力，或者成了不情愿承担的负担，而另一方面，良心和道义的压力又使他不能逃避责任和义务，这时，疾病便应需而生。

人都病了，还能管那么多事吗？

疾病使得处于矛盾中的人解脱了，他可以在不受良心与道义的谴责下推卸责任和义务。

这是一种很"聪明"同时又很"有效"的手段。

病给自己的第七个"好处"，疾病是缓解生活无聊的手段，疾病是精神空虚者的伴侣。疾病带来的一切活动——求医、问药、治疗，可以成为充实生活的可悲的手段。很多人一退休就开始看病跑医院，就是对这一款的注释。

用围绕疾病的奔波来装点自己的生活，是人生最可哀叹的挽歌。

病给自己的第八个"好处"，疾病有如麻醉剂，能麻痹一切痛苦感，麻痹一切现实的尖锐刺激，能使人在麻醉中推卸各种责任，解脱各种压力。

疾病常常有如吸毒。它有时一面以其痛苦折磨自己，另一面又让人产生吸毒一般晕乎乎的幸福感、陶醉感、麻木感。

疾病的这一种"好处",是具有极大腐蚀性的,它使人"上瘾"。

很多人在这种好处的毒害下,长期以疾病为伴侣。他们明里很为自己的疾病痛苦,但暗里(心理深处)又沉浸在疾病的持久刺激中不可自拔。

绝大多数慢性病都是这样的毒品。

病给他人:第九个"好处",向周边环境示弱,这样便减少了敌人,减少了他人的敌意、戒心。这是委曲求全的方针。

许多人的疾病在社会生活中起着这样的作用。

潜意识经常用这种方式制造疾病以实行"退缩自保"政策。

有些人还自觉运用这种政策来装病。

病给他人:第十个"好处",是向家人、亲朋好友、周边人际环境求取同情与照顾。

疾病的这一好处,可以说是万无一失地实现。人从小就运用这个策略来获取父母及家人更多的爱抚。

疾病是幼儿求宠的重要手段。

疾病也成了许多成年人向家庭及环境求宠的重要手段。

特别是那些性格较软弱的人,经常运用疾病手段来满足情感的需要。他需要沉溺在别人的同情与照顾中生活。

他自以为病得很美。

环境也以为他病得令人同情。

殊不知,这十分愚蠢。

疾病是难免的。对于疾病,要求给予适当的同情与照顾也是应该的。

然而，过度地要求同情照顾，与过多地给予同情照顾，都是十分有害的。害自己，害他人。

病给他人：第十一个"好处"，是引起家人及周边环境的注意。

一个人从小有各种引起他人注意的手段，其中最有效的手段就是疾病。

小孩一病，全家人围上来呵护。这是力图使自己占据他人心目中有利位置的常用手段。潜意识深知这个手段的有效性。它经常运用疾病来制造"关注中心"的效果。

一个人用疾病来引起家人及亲朋好友的注意。

一个政治家用疾病来引起整个社会的注意。

这类故事经常在人类社会中发生。

也许本人并不自觉，但潜意识巧夺天工地把一切安排了。

病给他人：第十二个"好处"，不仅为自己释放过度的愤怒、嫉妒、仇恨、痛苦、悲伤、忧郁、冤屈、紧张、不安、恐惧、焦虑等不良情绪，而且将这种情绪做成病相给他人看，给家人、亲友、周边人际关系看。

这是一个大的表情。是一个情绪宣言，一个极为有力的宣言。

周边环境都能或多或少地看到患者的愤怒等情绪与他疾病之间的联系。

譬如，人们会说，某一个人"被气病了"，某一个人"痛苦得病了"，某一个人"悲伤得病了"，某一个人"冤屈病死的"，等等。

这样，疾病的情绪宣言就有着十分含蓄但又强有力的效果。

潜意识就是这样制造出疾病。

很多患者甚至能够体会到自己制造疾病时那种"有意无意"的感觉。也就是说,那个病虽然是自己并不愿意得的,是被迫的、无意的,但是,又多少有一些"有意"的成分。在疾病出现前,自己的内心就有一个"要病"的念头。

这是朦胧的念头,情绪飘忽的念头。

这个念头却决定了一切。

疾病与健康有时只是"一念之差"。

病给他人:第十三个"好处",同样,不仅为自己释放过度的忏悔、愧疚、负罪感等情感及情绪,而且将这些情感、情绪外化为病相给他人看。

这同样是一个大表情。一个含蓄而有力的表白书。一个形象的、隐喻的当众自惩、自罚的手段。以此求得宽恕,求得谅解。

例如一个妻子的婚外情被发现了,丈夫很愤怒,妻子很负疚。本来事情会很尖锐地发展下去,但妻子这时却"恰逢其时"地病倒了,躺在床上了。这个"虚弱"的"表白"使丈夫心软了,气消了,原谅了。

我们的人类社会对于病患者从来是很少追究过失的,都是多多给予宽谅的。

一些服刑囚犯重病了都可以保外就医。

制造疾病求好处的逻辑与社会给予疾病好处的逻辑,是对应的。

病给他人:第十四个"好处",将自己过劳的压力外示给周边环境,不仅在自己心理上,而且在整个周边环境中取得休息的权利。

病人是因为劳累生病的。病人要休息。谁都能看到这一点。谁都会这样下结论。

于是，疾病常常能使人在难于取得休息的情况下获取了休息的权利。

在家庭中，向家人获取了这个权利。

在社会中，向同事获取了这个权利。

病给他人：第十五个"好处"，不仅在自己心理中，而且在周边环境中回避了尖锐的矛盾，获得了缓冲余地。

疾病在身可以回避许多尖锐的矛盾。

疾病可以使一切事情有所拖延。

疾病有拖延债务的道义权利。

疾病可以推迟预定的外交活动。

疾病可以有免上法庭受审的权利。

疾病可以使很多事情缓冲、延缓执行。

疾病的"理"常常大得很。

疾病是没办法的办法，但常常又是没有其他办法能比它更有效的办法。

病给他人：第十六个"好处"，是将过度的感情外示给对方的手段。

爱得过度，自己承受不了，转化为疾病，可以缓解心灵的压力。

另一方面，它能外示给对方。自古以来，多少痴情人用爱情病来感动对方，以达到求爱的目的。有的直至死亡。

人类是很会制造感情故事的。疾病也是一种表演。

病给他人：第十七个"好处"，不仅在自己心理上，而且向周边环境推卸自己的责任与义务。

疾病是推卸与解除自己责任、义务的最堂皇、最合理、最自然的方式。对于这一点,任何人都有足够的经验来理解。

每个人在自己的生活中都会运用这种生病的权利。

病给他人:第十八个"好处",调整与他人的关系,改变自己在某个环境中的地位。

这是疾病的一个重大"好处"。

不同的环境,不同的关系中,不同的疾病能取得不同的调整效果。疾病的这一功效是十分显著的。通用范围也是十分广泛的。这诱使人在很多时候不自觉或自觉(有时确实是自觉)地运用疾病的手段。

病给他人:第十九个"好处",表现在家庭中,疾病是调整家庭关系的有力手段。

疾病常常是战胜爱人、子女、父母的有效手段。

疾病常常是召唤家人聚集在自己身边的有效手段。

疾病常常是在家庭中表现自己愤怒等情绪的手段,也常常是表现歉疚、忏悔的手段。

疾病常常是人们用来维系家庭、束缚家庭其他成员的手段。

疾病是弥补家庭裂缝的手段。

疾病是患者颠倒自己角色、变换自己角色的手段。例如一个做丈夫、做父亲的男人,一旦病了,就可以像小孩子一样,接受全家人的爱护与照顾。

疾病是推卸家庭责任和义务的最有效手段。疾病也常常是回避和对付难以解决的家庭尖锐矛盾的最后手段。

疾病有时成了死亡的婚姻之不合理的维系物。患者用疾病的手法,从道义上牵制对方解体家庭的决心与步骤。

疾病在家庭中，是求取他人同情、照顾的手段，又是向他人发出威胁的手段。

疾病是家庭关系中的矛盾缓冲物，同时，又常常是家庭中矛盾斗争的恶性手段。

疾病是一个人维持或争夺自己在家庭中一定地位的最常用、最隐蔽、最有效的一种手段。

有时候，它是令人怜悯的。

有时候，它又是令人厌恶的。

当一个人不得不运用疾病的方式来维护自己起码的、合理的家庭地位时，令人怜悯。

当一个人肆意运用疾病的方式来达到自己在家庭中不合理的目的时，令人厌恶。

家庭是人类生活的重要环境。疾病在家庭中的作用是多方面的。因此，疾病在很多时候因为家庭原因而产生。

许多疾病是家庭病。

许多疾病中有家庭病的因素。

调整家庭关系，改变自己在家庭中的地位，这是疾病的好处。

当人们不认清这一点时，就将永远成为疾病的俘虏。

有的人终生在家庭病的控制下生活。

那真是人生的悲剧。

病给他人：第二十个"好处"，表现在社会中，一个人运用疾病在家庭中可以取得的好处，在社会人际关系与环境中常常也能相应得到。

疾病确实是调整人际关系、维护自己地位的一种常用手段。

三

疾病就有这样二十大"好处"。

概括起来,就是:

一、释放情绪;

二、自惩解脱;

三、自我放松;

四、自我回避;

五、情感自伤;

六、自我推卸;

七、充实无聊;

八、自我麻醉;

九、示弱自保;

十、获取同情;

十一、吸引关注;

十二、过劳休息;

十三、外示情绪;

十四、当众自惩;

十五、推卸责任;

十六、回避矛盾;

十七、感动爱人;

十八、调整关系;

十九、战胜家人；

二十、战胜环境。

现在，我们便可以对自己，也可以对整个人类发问了：

面对疾病这么多的"好处"，人们难道不受疾病的诱惑吗？

疾病有这么多"好处"，有那么多功效，它每时每刻在对人类发出强有力的诱惑。

而人类又认识不清这一切。既认不清疾病的这种"目的性""应需性"，又认不清疾病的有害性。于是，人人都在运用疾病这一手段。

人类何时能够摆脱疾病的诱惑呢？

人类能够摆脱疾病的诱惑吗？

第十二章

可能直接暗示造病的医学、卫生文化

一

现代医学并不否认文化背景对于疾病的发生有影响，然而，它对于这方面的研究也还是不够的。

我们的"新疾病学"认为，疾病是在自然性因素及社会性因素的合并影响下，身心两个系统全息对应组成的人体发生的一种变化。

疾病对于其他动物，它可能是纯自然现象，然而，对于人类，它既是自然现象，也是社会现象。人是社会性高级动物。每个人既是自然人，又是社会人。疾病对于人类来讲，确确实实同时具有自然性和社会性。

任何疾病，既是自然病、生物病，同时又是社会病、文化病。

人既在物理空气中生活,还在社会、文化空气中生活。人体始终处于社会文化的浸泡中,没有一种疾病不带有文化的影响。

就疾病而言,没有文化的真空存在。

可以这样说:潜意识在制造疾病时,是充分运用了社会文化提供的全部逻辑的。我们的"新疾病学"不是一般地认为文化背景对疾病有影响,而是认为,疾病在相当大的程度上,本身就是社会文化现象。

一个人的潜意识与整个人类社会的潜意识相通。

整个人类的潜意识就是人类社会文化积淀而成。

潜意识在制造疾病时,是运用了全部人类社会文化的相关逻辑的。

那些是制造疾病的"程序"。

讲到这里,我们不得不再论述一下我们的"新疾病学"关于疾病发生的原因及发生原理的大致模式。

疾病发生,有外界原因。

第一大类外界原因,是各种通常医学意义上的致病因素,如微生物性因素,机械因素,物理因素,化学因素,缺少必需物质,过敏原影响的因素,等等。

还有通常医学讲到的疾病条件,如气候、温度、湿度等客观条件,还有一些人工导致的环境条件。

这一类原因,无论是来自自然本身,还是来自社会(如空气污染),我们大致可以把它们归为自然性原因。

第二大类外界原因,就是各种各样的社会的、心理的信息刺激,各种各样的压力。

人们在社会中生活,家庭、周边环境、社会人际关系、整个社会文化背景,都在对人施加各种刺激与压力。

上述两大类刺激与压力作用于人体,人体的意识系统与生理系统相互全息对应,综合接受和处理着这些刺激与压力。

这时,意识系统——主要是潜意识——调控着包括生理在内的整个人体身心,就会用各种变化来应对外界压力。

有一种变化就是疾病。

潜意识在制造疾病时,有以下几个原则:

一、它充分感受并估计到了自然性外界原因的刺激与压力,也清楚估计到了人体生理对这些刺激与压力的承受限度。

二、它充分感受并估计到了社会、心理性的外界压力。

三、它完全"知道"生理系统对自然性外界压力是如何应对的。

四、当它制造疾病时,要把自然性压力与社会性压力综合起来考虑,并综合运用它们作为素材。

五、当它把这些压力转化为疾病时,运用了人体自身的心理一生理逻辑。

六、人体的生理逻辑,主要是人与自然对应的逻辑。譬如寒流来了,人抵御不及就可能受寒致病,这里就有生理逻辑。人是自然的缩影。自然如何阴阳运动,人也如何阴阳运动。自然界阴阳平衡与不平衡相互转化,人的阴阳平衡与不平衡也相互转化。

七、人体的心理逻辑,主要是人与社会对应的逻辑。譬如人受到他人侮辱就会激愤并产生报复冲动,这里就是心理逻辑。人是社会的缩影,社会的所有规则,所有条款,所有关系,广义说,所有文化,都会转化为人体的心理逻辑,成为它的程序。譬如社会有交通规则,有违规便不光荣的文化,一个人犯规逃逸就可能又紧张又不安。这就是社会规则、社会文化转化为人的心理逻辑。

八、人的心理运动,是心理(即意识系统)自己的事情,它自然完全掌握。

生理系统既受心理系统(意识系统)的调控,本身也还有一定的独立操作的"自主性"。

生理系统有它在意识系统调控下相对独立的运作机制。

二

当我们对疾病的发生有了这样的整体概念后,也便知道人类社会文化对于疾病的影响及作用了。

这里讲的"文化"是最广义的,它包括人类社会生活的一切。

首先,社会文化是造成疾病的外界刺激、压力的一大来源。

在这里,人类社会中的所有罪恶、邪恶的文化都难逃其责。人类社会的各种罪恶现象:压迫,剥削,掠夺,欺诈,专制,武力,强暴,战争,色情,弱肉强食,政治上、思想上、人格上、心理上、生理上的强奸,自私,贪婪,无耻,等等,都是制造人类疾病的罪魁祸首之一。

对于这一点,人类通常都能认识到。

因为这是完全外显的事情。

其次,社会文化是人类制造疾病的心理逻辑来源。

对于这一点,人类就不一定很清楚了。

因为这是内含的事情,是隐藏在心灵内部的事情。

潜意识在制造疾病时,如何运用文化逻辑作为自己的程序,这是我们的"新疾病学"要着重揭示的。

潜意识制造疾病,运用全部文化作为自己的逻辑程序,主要表现在三个方面。

第一个方面,运用文化中有关疾病(与死亡)的理论,直接暗示、制造人体的疾病。

第二个方面,运用人类社会对疾病给好处的文化逻辑,结合个体需要,有目的地制造疾病。

第三个方面,运用人类文化提供的隐喻语码,形式具体地制造疾病。

本章中,我们先来谈第一个方面。

运用文化中有关疾病(与死亡)的理论,直接暗示、制造疾病,这主要是针对人类的医学、卫生学、保健学、养生学、生理学,等等。

这些学说的产生是为了人类战胜疾病,实现健康。然而,这些学说,这些学说的众多观点,一方面在指导医疗、康复、健康实践,造福于人类;另一方面又在某种程度上包围、浸透、腐蚀人类,每日每时在制造疾病,造祸于人类。

相当多的疾病,在某种程度上是被有关疾病的理论暗示出来的。

相当多的死亡,在某种程度上也是被有关疾病与死亡的理论、观念暗示出来或者说是暗示促成的。

也可以说,相当多的病人是被各种"不治之症"的说法吓死的。许多患者在不知道自己患有癌症的情况下,其状态还可以维持相当长久的生命,然而,一旦获悉自己已患"不治之症",生理、心理就会迅速崩溃,很快就死亡了。这样的案例比比皆是,作者就听说过很多。

这充分表明有关医学的"理论"具有多么大的精神暗示力量。

这也非常典型地说明,有关疾病与死亡的各种理论,对于人类疾病的发生、发展与死亡,有时也负有某种责任。

精神暗示既然能够导致癌症迅速发展恶化,也能导致其他疾病发展恶化。

精神暗示既然能导致疾病发展恶化,它也能导致疾病的发生。

一位年轻女性,其父亲患肺癌,但她本人从未介意。她生育后未能哺乳,过去也不曾介意。后来有一位医学专家告诫她肺癌有很大遗传性,她又反复听闻不哺乳易得乳腺癌的说法,这样两件事合并在一起,使她忧心忡忡,精神压力日增,结果没多久还真患了乳腺癌。虽然她患癌症可能还有其他原因,但这些"医学理论"的暗示,无疑也起了很大作用。

现代社会是各种医学、卫生学、康复学、养生学理论广泛覆盖的年代。各种传播媒介,各种科学的或商业的宣传,将有关疾病发生、发展及死亡降临的公式无比大量地洒向人类的文化空气中。人类在有关疾病与死亡的多得不可计数的理论公式中生活,到处都是暗示疾病的汪洋大海。

在这方面,信息污染有时到了极为有害的程度。

特别是在商业化的现代,很多医药、医疗器械、保健产品的倾销,都在用疾病威慑民众。有些医疗广告策划人的成功经验就是"威慑"二字。这一类医药卫生产品的商业化行为,在某种程度上与其说是在消灭疾病,不如说是在制造疾病。

我们必须从多方面来衡量现代社会的医疗卫生活动。无论是其打着科学的旗号,还是挂着商业的招牌。

从一定意义上讲,医学需要凭借疾病的存在建立自己的权威,医疗产品的商业生产要依靠疾病的存在创造自己的利润,相关的一切媒体宣传,也依靠疾病的事实而获得自己的影响。

因此,我们必须审视:哪些医学的理论、实践及医疗产品的生产对于人类战胜疾病是必要的,而哪些是多余的、有害的。

仅此还不行,我们还须明白,"必要"与"多余"的界限只是大致划定的。从严格的意义上讲,所有必要的医学理论、实践及相关的医药、医疗器械产品,只要超过界限地滥用与滥做广告,也都可能有其多余的、有害的一方面。

我们的"新疾病学"认为自己的理论也是这样。我们绝不希望将这种理论绝对化,并不愿将这种理论扩展到超出限度。

必须认识到,关于疾病发生、发展的任何理论,都不该过度地宣传,都应该有限度地发挥其作用。

人类应该对疾病有所恐惧,这是人类生存的需要。

人类又不该对疾病过分恐惧,那同样是人类生存的需要。

现代医学理论及医学实践被商业化行为扩展以后,造成了广大的暗示疾病的信息污染。在有些情况下,很难说现代医疗是治疗的疾病多,还是制造的疾病多。

人的潜意识在制造疾病时,确实在很多情况下运用了医学、卫生学、保健学、养生学等关于疾病的理论。

很多疾病确实是被这方面的文化暗示出来的,人类必须清醒地认识这一点。

譬如癌症,现代医学、卫生学、康复学、养生学等,不知指出了多少种致癌的食物,致癌的物质,致癌的生活方式,致癌的自然条件,致癌的各种因素、各种公式。

几乎到处都是致癌的危险,到处都是致癌因素。

然而,恰恰忘记了它们关于这一切的理论、公式、说教本身也可能成为致癌的因素。

譬如,还是讲乳腺癌,临床上确实发现其发生率独身妇女较已婚妇女高,婚后从未生育者较生育者高,生育后从未哺乳者比正常哺乳者高。这些发现是事实。我们如果正确地也是有分寸地宣传它、使用它对预防乳腺癌是有益的。

然而,倘若超过限度,立刻变为有害。因为相当一些女性会因种种原因独身,又有相当一些女性婚后不育以及生育后不能正常哺乳。这时若用这样的说法去"威慑"她们、暗示她们,对其心理迫害是可想而知的。那就完全可能如同本章前面写到的案例,暗示出乳腺癌来。

因此,即使是正确的判断,如"生育后未哺乳者乳腺癌发生率高于哺乳者",在实践中也可能有两种作用。

如果它使女性尽可能哺乳,减少了乳腺癌发生的可能性,那么,就起了好作用。

如果它因为暗示作用增加了某些女性患乳腺癌的可能性,那么,就起了坏作用。

至于许许多多似是而非的致癌公式,就更需要严格而慎重地审视了。

有些没有根据的判断,轻率的判断,武断的判断,错误的判断,就更是有百害而无一利了。

因此,对于一切疾病发生的理论,我们都要特别严格地审查。

第一,这种理论是正确的,还是错误的。

第二,任何正确的理论也是有条件的,有限度的。

第三,因此,它是因人、因地、因时、因事而变化的。

第四,任何正确的理论,并且是注明了条件与限度的严谨的理论,在实践中的作用也是两方面的。一方面,它指引人们认识疾病发生的规律,以利于防病治病;另一方面,它又给人类社会增加了一个暗示疾病的公式。

因此,任何医学、卫生、保健、康复工作者都应该学会如何全面地考察并运用一切有关疾病发生、发展的理论。

要谨防增加人类社会暗示造病的逻辑。

三

文化,或者具体说医学等学科有关疾病的理论,如何转化为潜意识制造疾病的逻辑程序呢?

我们的"新疾病学"对此有何阐述呢?

一、人是一种能够接受自然与社会暗示的高级动物。

人接受外界信息,就心理系统而言,有两种方式。一是接受"明示",那是显意识的事情,理性思维的事情。也就是我们的理智对各种所谓理论、学说、公式、判断的直接记取。这都是"明"的事情。都是我们理智自觉的事情。

另一种方式是接受"暗示"。那是潜意识的事情,是我们的显意识、我们的理智不自觉的事情。例如,宽阔的大海在我们面前,它什么话也没讲,却通过暗示使我们的心胸也变得开阔。又例如,人在催眠状态中,理智什么都不知道,但催眠师的语言以暗示的方式直接影响了人的潜意识。

二、人的潜意识是接受并储存外界所有暗示的沉积。

任何暗示进入潜意识后,或许会立刻对人的生理、心理系统发生影响。

或许会成为程序储存起来,到必要时发生影响。

三、所有接受"明示"而获得的信息,都可能在一定情况下转变为暗示,进入潜意识。

有关疾病的各种理论,最初都是接受"明示"而进入显意识的。

然而,它通过许多机制会转为暗示进入潜意识。

那样,它就可能成为潜意识制造疾病的逻辑程序了。

疾病在一定意义上是人想得而想出来的。当然这不是理智地想而想出来的,而是潜意识(无意识)"想"出来的。

任何逻辑只有进入潜意识之后,才能成为潜意识的"思想"逻辑。

四、明示转为暗示的机制之一:重复。

任何有关疾病发生、发展的理论、观点,只要反复重复,那么,它就像催眠曲一样,把人催眠了,就成为进入潜意识的暗示语。

即使是毫无道理的理论,我们的理智并不接受它,然而,它若在耳边重复一万遍,就可能对我们产生了影响,就可能进入潜意识,成为对身心有影响的暗示语。

我们知道，人在催眠状态中，催眠师的暗示语会对他起到很大的影响。曾经有过这样的实验，催眠师把一块冰放在被催眠者的手臂上，暗示他是在用烙铁烫他。于是，与冰接触处的皮肤出现明显烫伤。

催眠中的暗示效果，是我们揭示潜意识制造疾病的钥匙。人类相当一些疾病，是被反复宣传的一些疾病理论暗示出来的。

五、明示转为暗示的机制之二：人在催眠与类催眠状态中。

在催眠状态中，催眠师只要说一句话：喝生水会致癌。那么，这句话从此就会对被催眠者有暗示作用。他只要喝生水，一定的心理、生理机制就可能使他产生癌症的联想。

人并不是经常在催眠状态中。催眠并不是通常运用的医疗手段。

然而，人却经常处在类催眠状态中。

譬如，半醒半睡眠的迷糊状态，各种昏迷状态，因为受到身心打击而处于精神崩溃状态，醉酒状态，气功修炼的恍惚状态，各种各样的神志不清状态。

在一些类似催眠的状态中，任何关于疾病发生、发展的说法，都可能像催眠中的暗示语一样，立刻输入人的潜意识。

因此，对于神志不清的病人，对于类催眠状态中的人，我们的医学一定要用语慎重。

六、明示转化为暗示的机制之三：易受暗示的素质。

有些关于疾病的说法，对于一般人来讲，听上一两遍，没有什么作用。

然而，对于有些特别易于接受暗示的人，就可能立刻产生影响。

这些人往往敏感、压抑、内向、懦弱，有些人还有明显的癔病倾向和其他神经症倾向。

对于这样的人，有关疾病发生的可能性、危险性，有关疾病发展的可能性、危险性，有关死亡的可能性、危险性都要慎而又慎地讲说。

然而，我们的医学界，我们的卫生、保健、康复界，特别是那些公众传播媒介，却可能经常自觉不自觉地用这些理论去暗示人。

要谨防这里有害的一面。

七、明示转为暗示的机制之四：讲述者的权威性。

对于一个具有不易受暗示素质的人，如果讲话的人具有高度的权威性，例如某专科的医学专家，他的关于疾病的各种说法，同样能威慑对方的心理，成为对对方心理有巨大暗示作用的暗示语。

一般说来，医生对于病人总是权威的。

医生的话，对于病人一般都是有暗示作用的。

如果是权威的医生，那么，他的话对于病人就更加权威了，更容易具有暗示力量了。

八、上述的四个机制其实在原理上是相通的。

重复，可以增加任何一种说法的权威度。

而权威的讲话，一句顶一万句，等于重复。

一般人在催眠、类催眠状态中就变成了易受暗示的人。

而具有易受暗示素质的人，他的通常状态也多少有些接近一般人的类催眠状态。

总起来，暗示由两个方面构成：暗示的发出；暗示的接受。

暗示的发出强度越大，暗示的作用越大。权威度、重复度都可能影响暗示发出的强度。

暗示接受的灵敏度越大，暗示的作用越大。在这里，接受者的状态、素质越是缺乏理智控制力，越具有灵敏度。

九、有关疾病发生、发展的各种理论，通常被人记忆下来，并不一定具有制造疾病的暗示力量。

它只成为常识。而且理智对其有评判，有审查。

然而，当人处于以下两种情况时，"常识"立刻会转为暗示语。

第一，人因生理、心理受到打击而处于精神虚弱状态。这时，他成为易受暗示的人，他的心理机制瞬间可以把记忆中的常识转化为自我暗示语而制造疾病。

第二，当人有了生病的需要时。

十、不仅有关疾病的医学理论、观念可以成为暗示，所有的医疗行为也可能成为暗示。体检，诊断，治疗，住院，各种医疗实践，都可能对病人形成疾病的暗示。

都可能在治疗疾病的同时巩固疾病，巩固病人的病人角色。

都可能在治疗一种疾病时，又暗示出他种疾病。

很多医院生活（如住院），其实在一定意义上是暗示制造疾病的场所。

俗话说，好人也能住（院）出病来。

十一、对疾病的发生、发展有暗示作用的文化还不仅局限于医学、卫生学等。

还包括社会的各种习俗、民俗、生活禁忌，等等。

各种各样的"防病治病"的民俗、习俗、禁忌文化，既有防病健身的作用,也有暗示疾病、制造疾病的作用。

例如中国传统的养生术极其强调"保精"。这里包括节制性生活的含义。这种文化使人极其爱惜自己的性能量,把射精当作极大的消耗。

这种文化在一定意义上对于养生有作用,但同时,它又起了很不良的暗示。在这种文化熏陶下的人,往往在正常的性生活之后,精神支出甚大,反而消耗了自己。结果有可能使人成为身心不健康的疾病患者。

总之,医学、卫生、健身、养生文化,一方面是人类防病、治病、健康的依靠,另一方面它经常转为暗示,在一定程度上成为潜意识制造疾病与不健康的逻辑。

第十三章

给疾病好处的伦理道德文化

一

我们在上章讲到：潜意识制造疾病，运用社会文化作为自己的逻辑程序，主要表现在三个方面。

第一个方面，是运用医学、卫生文化，作为直接暗示而制造疾病的逻辑。

第二个方面，就是我们这一章将讲到的，运用给疾病以好处的伦理道德文化，作为制造疾病的逻辑。

第三个方面，是运用语言文字文化，确定疾病的具体形式。这我们将在下一章讲到。

对医学、卫生文化的考察,我们已得到结论:它一方面是人类防病治病的依靠,另一方面在一定程度上又是潜意识暗示造病的逻辑来源。

现在,我们对给疾病"好处"的文化——主要是伦理道德文化进行考察。

人生病之所以能得到"好处",是因为社会给疾病以"好处"。

任何一个人生病不都常常得到他人的同情与照顾吗?

制造疾病以求取好处的逻辑与社会给疾病好处的逻辑是对应的。前者不过是后者的反映。

如果社会不给病患者以任何好处,疾病又怎么能得到好处呢? 潜意识又怎么会运用疾病去获取好处呢?

我们前面讲到,疾病有二十大好处。那是潜意识制造疾病的"目的性",是其根本的逻辑程序。

而这些逻辑程序,说到底是潜意识从社会文化中汲取来的。

社会给疾病以"好处",主要体现在有关的伦理道德文化中。

那么,我们应该如何评价这样的文化呢?

人类的伦理道德文化给疾病以"好处",究竟有什么意义呢?

现代人类对于这一点,要有什么新的认识呢?

在一般的动物世界中,疾病大概没有什么好处。即使在那些成群生活的动物中,疾病大概也难能得到什么同情与照顾。成群的野马、野牛在大规模迁移跋涉中,老弱病残者无一例外地受到淘汰。整个群体毫不留情地把它们抛弃在沿途的荒原及猛兽的食猎中。

这种淘汰原则,是符合这些动物群生存需要的。

然而,人类自从结成社会,形成自己的文明生活后,大概就有了同情弱者、照顾疾病的文化,而且这种文化一般是随着人类社会的进步而有所发展。

这大概也是与人类这种文明的社会性高级生命的生存利益相符的。

人类社会文化的最高原则是生存的需要。

然而,任何文化在发展中都可能出现畸形变态,都可能偏离合理界限而陷入谬误。

对于疾病,应该给予同情与照顾,就像对于弱者要给予同情与照顾一样。

人类永远需要这样的文化,这样的伦理道德。只有这样,才能使人类所有成员都有战胜疾病、获得健康的更大的机会,才能维持人类整体的兴旺。

然而,如果这种给疾病好处的文化,一方面在帮助人类战胜疾病,另一方面又恰恰在一定程度上制造疾病,那我们应该怎么办呢?

一方面是人类整体发展的需要,另一方面又可能是腐蚀人类的"毒品",这时,我们应该怎么办呢?

要进行分析了。

可以确定地说,一味宣扬给疾病以好处的文化,未必对人类是件好事。

生病之所以有那些"好处",是因为社会给予"好处"。

让我们具体看一看,社会文化如何给疾病以"好处"。它有哪些逻辑——不成文、不成法,却放之四海而皆准。

一、有病就该受到同情、照顾。

二、有病就可以休息。

三、有病就可以推卸责任。

四、有病就可以推迟任何允诺、约定的执行。

五、有病就可以得到宽恕。

六、有病就可以免缓应受的制裁。

七、有病就可以证明爱情。

八、有病就可以证明负重，证明美德。

九、有病就有理，有病就厉害，有病就能战胜他人。

十、有病就可以表示一切不满，调整各种关系。

这就是我们的社会文化给疾病以好处的"十大逻辑"。

或者说十大法则。

就是这十大法则，一方面在帮助疾病患者战胜疾病，另一方面又有可能在一定程度上制造疾病，或者说诱使疾病的发生与发展。

疾病是个复杂的社会现象，它的出现及存在有着许多社会性因素做背景。

疾病在现代社会中有着特殊的功能，特殊的位置。

有关它的一切文化是个复杂的课题，很难做简单的评判。

如果仅仅从医学、卫生、健康学的角度考察，那么，问题就单纯了。

在这里，唯一的标准是人的身心健康。

于是，我们必须对给疾病以"好处"的文化一分为二。

我们必须指出"给疾病以同情与照顾"等法则既是非常必要的，又可能在一定程度上是有害的。

二

我们的"新疾病学"在这个问题上的全部理论与态度,系统扼要论述如下:

一、它首先认为,人类社会中有一种专门给疾病以"好处"的文化。这种文化一般是属于道德伦理范围内的。

这种文化,一方面是人类社会克服疾病、协调全体、生存发展的需要,另一方面,它在一定程度上又是培养、诱导疾病产生的温床。

二、给疾病以好处的文化,概括起来是,"有病就该得到同情,给予照顾"等十大法则。

三、给疾病以好处的文化,是通过各种暗示方式进入人类每个成员的潜意识中,成为他们制造疾病的诱惑和程序的。

一个人从小就生活在这种文化的暗示中。婴儿从其诞生起,一般就享受着"有病就多受爱抚与照顾"的待遇。他的任何生理上的不适,只要一诉诸于眼泪,立刻就会换来父母的关照。他的每一次小小的疾病,都会得到加倍爱抚与照料的好处。

婴儿从小就浸泡在这种"有病就有好处"的法则中。

婴儿时期所受到的这种法则的反复暗示,可以说是深入潜意识的,是根深蒂固的。

每个人从小已经把"有病就有好处"的逻辑输入到自己的心灵深处了,从小就善于运用疾病来争取各种好处,达到各种目的了。

孩子从小就用哭,用大哭,用哭得喘不过气来,用哭得咳嗽、呕吐,来战胜父母。发展开来,就会用各种疾病战胜父母。

很多人在他的幼儿时代,都已经学会并掌握制造疾病、争取好处的各种程序了。

四、一个人在幼儿时期就根深蒂固种下的"有病就有好处"的程序逻辑,随着年龄的增长不但不会减弱,而且还在不断强化、发展。

一是在家庭生活中被强化。家庭是有病就要多受照顾的典型环境。家庭是有病就有好处最多、最显著、最集中的环境。生病能够调整自己在家庭中的地位,是战胜家庭其他成员的有效手段。家庭中的全部生病经历,都可能加强幼儿时期接受的"有病就有好处"的暗示逻辑,而且将其更加具体化。知道有病将得到哪些好处;将如何得到那些好处。

二是在社会生活中被新的暗示重复而强化。有病可以请假不上学,有病可以休息,有病可以不做作业,有病可以对学习不好推卸责任,有病可以得到老师、同学的同情、看望。

随着年龄再大一些,直至走上社会工作,这种有病就有好处的公式还继续对一个人暗示着。

五、一个人接受有病就有"好处"的文化的暗示,主要有两种方式。

一种方式,是受各种宣传、各种身边发生的生活的反复暗示。

这个世界不是经常宣传对病人的各种关照吗? 生活中不是不断有人在生病,因生病而得到各种好处吗?

好处不是有我们说的二十种之多吗?

这个人病了,得到了照顾与同情;那个人病了,得到休息;还有人病了,免上法庭受审;再有人病了,感动了女友;还有人病了,免去下乡出差之苦;还有人病了,推卸了责任;还有人病了,被舆论赞扬为鞠躬尽瘁;等等,等等。

所有这一切见闻,都在暗示一个逻辑:生病的"好处"很多。

另一种方式,就是自己生病的亲身体验。每一次生病都得到某种、某几种好处。

由此,像中毒一样受到暗示的腐蚀。

只要遇到类似的情境与需要时,心理深处就会止不住受到疾病的诱惑。

几乎没有一个人能在一生中完全拒绝疾病的"好处"之诱惑。

六、有些人被生病有好处的逻辑程序牢牢控制住心灵,陷在疾病及疾病的角色中不可自拔;有些人几十年如一日地用自己的疾病来解决面临的家庭矛盾;用自己的疾病维系夫妻关系;用自己的疾病折磨爱人与其他家人;用自己的疾病推卸家庭责任与义务;用自己的疾病来表达家庭生活的痛苦与不满;用自己的疾病来获取同情;用自己的疾病麻木自己、"充实"自己——自我折磨也常常带来中毒上瘾的生活依托感;用自己的疾病把子女拴在身边;用自己的疾病当一种说法,交代四面八方。

有些人用疾病来解决自己政治处境上、社会处境上、工作处境上、人生处境上的各种困难与危机。

政治上受打击了,遭厄运了,可以生病;被降职、撤职、处分了,可以生病;事业上受挫了,失败了,失意了,可以生病;生意破产了,可以生病;退休了,无聊了,可以生病……各种难过的情况都可以生病,用生病来解决一切问题。

有些人因为工作太忙了,太紧张了,承受不了而生病;还有人因为要表现自己的劳苦而生病,生病而继续工作,便受到社会称赞:"带病工作",于是,就继续生病。

生病有各种"好处"。

生病生得"上瘾"。

七、从这个意义上讲,一个人生病,与他的社会—心理环境有极大的关系。

也就是说,与他的生活有很大的关系。

疾病在一定意义上是被社会—心理环境造出来的。

在一定意义上是被生活造出来的。

生活中有了"生病的需要",潜意识就一定会根据生病有"好处"的逻辑,找到相应素材(包括自然性、社会性刺激与压力),以一定的方式制造出某种疾病来。

从这个意义上讲,人体(身心)疾病来源于"生活疾病"。

生活有病,必然导致人体有病。

生活无病,人就不会生病。

人体是否健康,其实很确定地反映着生活是否健康。

一个人的健康状况,反映着他生活的健康状况。

一个社会的整体健康状况,反映着一个社会整体生活的健康状况。

八、在现代社会中,任何疾病都既是自然现象(生物现象),又是社会、文化现象。

没有一种疾病能完全排除社会、文化因素的影响。

任何人生病都处于一定的社会环境、文化环境、心理环境中。

对疾病的社会、文化、心理因素必须进行洞察。

任何疾病都能影响一个人与家庭成员及周边人际的关系。

看到疾病的这种"情势性",看到疾病必然潜藏的某种"好处性",这是我们的医学要具备的眼光。

否则,我们就可能对疾病失去正确的处置原则。

人类社会的所有成员都要掌握对待疾病的正确原则。

三

九、正确原则就是:

一方面应该给疾病以必要的同情与照顾,应该给它必要的"好处"。譬如,过劳,就需要休息;过于紧张,就需要缓解;负担过重,就需要有所减轻;受到冤屈,就要给予平复;受到伤害,就要给予安慰;等等。在这里,我们把疾病看成是患者对自己的某种合理"警示",看成患者对周边环境发出的求援信号。

另一方面,一定要看清在一定程度上是潜意识按照生病有"好处"的逻辑制造出来的。

要看清这个目的,这个基本的心理机制。这样才能对自己或对他人的疾病有确切的认识,才知道给好处在什么程度上是必要的,在什么限度外是有害的。

无论对自己,还是对他人,对疾病的所有照顾与关注,要有助于战胜疾病,而绝不能培育和助长疾病。

十、对于自己,我们每个人都要清醒地审视自己的疾病,绝不要陷入运用疾病求取好处的逻辑中。

我们只是从自己的疾病中看到它的警示，然后自觉地适当调整自己的生活与人际关系。但绝不要沉溺于用疾病求取好处的程序中。要看清自己的潜意识，不要被它操纵。不该用疾病来达到不该达到的目的。说到底，疾病是有害于自己、有害于家庭、有害于社会的事情。疾病是件愚蠢的事情。

我们应该对自己宣布：

第一，用疾病来搏取同情与照顾是可怜的；

第二，用疾病来表达情感、情绪是愚蠢的；

第三，用疾病来表示忏悔、自惩是不足取的；

第四，用疾病来争取休息是短见的；

第五，用疾病来回避矛盾是软弱的；

第六，用疾病来推迟兑现诺言是无能的；

第七，用疾病来推卸责任是可耻的；

第八，用疾病来表达爱情是矫情的；

第九，用疾病来证明自己的辛苦耐劳是拙劣的；

第十，用疾病来调整周边关系是最下策的；

第十一，用疾病来解决家庭矛盾、调整家庭关系是有害的；

第十二，用疾病来战胜爱人、家人是笨拙的；

第十三，用疾病来解决社会、政治、人际关系矛盾是懦弱的；

第十四，用疾病来战胜环境是可悲的。

这十四个原则，应该成为每一个对争取自己健康有决心、有信心的人的格言。

要使这些格言不仅停留在理智上，而且使其深入自己的潜意识。

在心灵深处铭刻下这样的逻辑。

十一、对于他人，无论是作为患者的亲属，还是朋友同事，我们都应该遵循：一切为了患者战胜疾病、获得健康的原则。

一方面要有必要的乃至充分的照顾、帮助。帮助患者解除各种造成疾病的压力，如过劳，过于紧张，过于压力大，有各种情感冲突，有家庭、周边环境的尖锐矛盾，其他难以解决的实际矛盾，等等。

这都是实际的帮助。

另一方面，避免用无原则的、多余的同情与照顾腐蚀患者，助长他的疾病心理。

各种各样滥用的安慰、同情、照顾，有时恰恰可能是培育疾病的暖房。

特别是家人之间，亲人、爱人之间，父母子女之间，对疾病的种种温情照顾，或者是溺爱，或者是小心陪伺，一方面是患者得以战胜疾病的最大支撑，另一方面常常又可能是影响患者康复的最大障碍。

要帮助、支持、鼓励患者战胜疾病，而不是用过滥的哄慰、照顾加强患者的病人角色。

要明白什么是真正的爱心。

十二、把对自己、对他人的态度扩展开，就是对整个社会的方针了。

整个社会，整个文化，应该如何对待疾病呢？

这是一个重大的问题。

人类社会应该是温暖的，不该是冷酷的。应该是团结友爱的，不该是分裂敌视的。

然而,温暖,团结,友爱,不该用过滥的同情与照顾来彼此腐蚀,制造疾病;而应该用相互的理解与支持,彼此鼓励,创造健康。

对疾病应不应该给"好处",这个问题必须是有分析、有区别的。

就整个社会而言,我们必须认清对疾病给好处的现有文化,有其主要的利的一面,也有其次要的弊的一面。

应该做这种有分析的教育与宣传。

一方面,我们依然要强调对疾病给予照顾的人道主义,要提倡人类救死扶伤的道德崇尚;另一方面,我们应知道界限在什么地方,如何使人明白:给疾病以好处的文化,有时恰恰可能是制造疾病的逻辑来源。

我们从婴儿的养育开始,就要注意如何培养婴儿的正确心理逻辑。

对婴幼儿的溺爱,对其成长是有害的。这一现代人类通常知道的原则在健康问题上,在健康学意义上,也同样是真理。

要在婴幼儿的心理中输入疾病是有害的逻辑,而不是疾病是有好处的逻辑。

要用各种方式来实施婴幼儿的教育。

我们要从小就教育后辈:

健康光荣。

健康幸福。

生病是最没本事的。

生病是最糟糕的。

健康也能享受到更多的关爱。

我们的幼儿园、小学、中学、大学,都要有更充分的健康学教育。

人类要有新的健康文化,要有新的健康时尚。

　　要使我们的文化尽可能不做培育疾病的温床，而做创造健康的逻辑来源。这是一件相当困难的事情。然而，它确确实实在一定程度上是可为的事情。

　　我们的"新疾病学"今天发出的见解，或许就是抛砖引玉的先声。

第十四章

潜意识制造疾病的隐喻语码

一

社会文化为潜意识制造疾病提供逻辑程序的第三个方面是：语码。

这涉及人类的语言文字。

虽然相当多的疾病与"生病的需要"有关，以"生病有好处"为目的，然而，有了生病的需要之后，人也不是漫无边际地制造出任何一种疾病。

患什么病，如何病，病到什么程度，还是有具体规律的。

潜意识有了生病的需要，也不是随意地制造疾病，它要根据情况。

一、运用各种自然性因素的刺激与压力。例如各种"致病因素"——微生物因素,机械因素,物理因素,化学因素,过敏原的因素;例如气候、温度、湿度等客观条件;等等。

潜意识制造疾病,常常表现为"借机"。所借机之一,就是自然性因素的刺激与压力。例如,天冷,人着凉,感冒病毒流行,人的生理本身就会有反应。潜意识只需借机做文章来场感冒,就都有了。

二、运用各种社会—心理性因素的刺激与压力。一般说来,生病的"需要"主要就是由此压力引起的。但是,在具体制造疾病时,这方面即时的刺激与压力,还会提供制造疾病的诱因与素材。

例如,一个人因为长期的环境压力,有了极大的生病"需要",这是背景。这时,突然又有一个社会性因素刺激他,譬如一个来自家庭、社会环境的对他有心理打击的坏消息。这时可能就突然爆发了某种疾病,如心脏病等。

这也是一种"借机"造病的方式。

三、运用人自身的心身薄弱处。

譬如,年老体弱,先天有某种生理缺陷,过劳,营养缺乏或过剩,精神紧张,情绪不好(这同时也是生病需要的一部分),身体某一部分因为先天原因,或因为后天过劳等原因突出地薄弱,等等。

潜意识根据"生病的需要"这一目的性制造疾病时,就可能由这些因素确定一个可"借用"的薄弱环节。

疾病常常是由薄弱环节突破的。

"借薄弱环节",是造病的又一种方式。

四、运用各种疾病发生的理论形成的暗示。

这也就是我们在第十二章中讲到的医学、卫生、保健、民俗、禁忌文化等。它们既是人类防病治病的依靠，同时又是暗示人类生病的逻辑来源。

这是潜意识制造疾病的文化逻辑来源的第一个方面。

一个人受到哪些疾病发生公式的暗示，其中受到哪个疾病发生公式的强有力的暗示，都可能成为潜意识制造疾病时选择的方面。

譬如，一个人可能受到的有关癌症发生的各种公式的反复宣传与暗示，他心中已有了各种各样的致癌危险性的认识，他也一直在反省自己有无患癌症的可能性，甚至怀疑自己的很多生活、生理因素都可能导致癌症，在这种情况下，如果他有了某种"活不下去"的情结，有了要以疾病来解脱自己痛苦的需要，他就十分可能患癌症了。

生病的需要，选择和借助了疾病发生公式已形成的暗示。

这可以说是"借暗示方式"。

五、给疾病以好处的文化。这是我们在上一章讲到的，它是潜意识制造疾病的文化逻辑来源的第二个方面。

它是疾病有好处、可以得到好处的文化逻辑背景。

它是疾病的"需要"得以产生的社会背景。

它是疾病"目的性"的社会背景。

然而，我们还要讲，给疾病以好处的文化，不仅确定了疾病获取好处的目的性，而且，在一定程度上还确定疾病的形式。

因为目的有不同，达到目的的疾病形式也该有不同。只是为了得到家人的些微安慰，或者为了休息两天，绝不至于制造一个走向死亡的绝症。而为了解脱无法活下去的巨大痛苦，也不会仅仅制造一个轻微的感冒。

疾病的目的性,目的的具体内容,在一定程度上决定了疾病的形式。

这可称为制造疾病之"服从目的"的方式。

六、但是,目的可能会非常具体,生病的需要可能会非常具体,疾病如何非常具体地达到目的呢?

譬如,目的就是为了表达夫妻生活方面的情感痛苦,为了获得夫妻另一方的同情与回心转意,潜意识选择什么样的疾病形式呢?

又譬如,目的就是为了表达心理上不堪重负的痛苦,为了减轻负担而提醒自己的显意识,潜意识具体又选择什么样的疾病呢?

这时,我们就会想到本书前面几章已经讲到的一些论述了。

这时,各种隐喻、象征的方式就出现了。

妇科病被女性用来表达夫妻生活方面的感情痛苦与解除此痛苦的愿望,肩背疼痛与脊椎病被用来表达不堪重负的痛苦及解除此痛苦的愿望。

一定的疾病象征、隐喻着一定的目的,这里有着非常具体、特定的对应。

我们已经知道,疾病的目的常常是与疾病的各种原因相联系的。各种疾病的原因,各种自然性、社会性因素的刺激与压力,各种人先天、后天的因素,都是非常具体的。

潜意识在制造疾病时,根据具体的原因、具体的目的,会选择具体形式的疾病。

选择的方式,除了前面讲到的"借机"(自然性与社会性)的方式,"借薄弱环节"的方式,"借暗示"的方式,"服从目的"的方式外,还有一个方式很重要,就是——

"隐喻、象征方式"。

用什么样的疾病来隐喻、象征什么样的社会、心理原因及目的,这同样依据社会文化提供的逻辑背景。

这也是我们在本章要讲到的。

这是潜意识制造疾病的文化逻辑来源的第三个方面。

二

我们曾经讲过:疾病就是梦,疾病就是艺术。

什么意思呢?

我们首先说梦就是艺术。

梦常常用形象的隐喻来表达一个愿望的实现。也就是说,人有了愿望,在现实中未能实现,就可能在梦中以象征的方式实现。

例如,一位知识妇女一直对自己的婚姻不满,一直有离婚的愿望。于是,一天夜里她做了这样一个梦,梦见自己手拿一把铁铲在铲除房间内的一个灶台。经分析,很清楚,灶台是家庭生活的象征。她用铁铲铲除灶台,不过是象征她拆散了家庭,解体了家庭。就这样,她离婚的愿望在梦中实现了。

用铲除灶台的故事来隐喻表达离婚的愿望,这难道不是艺术吗?人类艺术最原始的(潜在的)方式就是梦。

梦是人类最初的艺术。

是艺术之源泉。

没有梦,没有梦的思维,就没有艺术。

接着,一百年前的精神分析法在发现梦的奥秘的同时,还发现神经症也同样是这样被制造出来的。

今天,我们的"新疾病学"扩展了这一理论,认为相当多数的疾病也是这样,如同梦一样象征地、隐喻地被制造出来。

譬如,我们已经讲到的妇科病、肩背疼痛与脊椎病。

还有消化系统疾病。

还有癌症。

这些疾病的出现都如同梦一样,是以形象的图画来表达一个愿望,一个目的。

铲除灶台的图画表达离婚的愿望,而妇科病、肩背疼痛及脊椎病、消化系统疾病、癌症,也是图画,是生理的图画,也被用来表达各自的愿望及目的。

在这里,疾病不就等同于梦吗?

本来,一个女性就是想讲一句话,她对夫妻生活中的矛盾感到痛苦,她希望丈夫不再让她痛苦。她用自己的妇科病来代替这句话,表达这一愿望。

这难道不艺术吗? 得了妇科病,有多少情节,又要诊断,又要治疗,又要吃药,又要痛苦,又要休息,又要哀叹,又要诉说,这一切在自己面前,在丈夫面前,在亲朋好友面前的"表演",又有多少故事,会产生多少戏剧,难道还不够艺术吗?

疾病既然是梦,是艺术,它应用隐喻、象征手法表达愿望及目的时,必然遵循梦及艺术共同遵循的语码。

人类在比喻、象征时,是有规律的。

鲜花可以比喻少女。因为鲜花青春,鲜花美丽,鲜花让人联想到少女,鲜花确实与少女有本质相通之处。

总不会用垃圾比喻少女。

这是人类社会"共有"的比喻与象征的语言。在这里,我们可以称之为语码。

当然,有人愿意用玫瑰花表达少女,有人更愿意用茉莉花表达少女。这里,还有象征语码的"个性"。

潜意识在运用疾病表达不同的、非常具体的生病的需要、生病的原因时,确实如同梦一样,遵循着人类隐喻、象征的语码。

用什么样的疾病隐喻、象征什么样的生病原因及目的,是有确切规律的。

是有着可以归纳总结的对应的。

这些对应的规律就在社会文化中,就在社会的文字语言中。

因为女性妇科器官是夫妻爱情生活运用的器官,因此,用妇科病来表达夫妻生活方面的情感冲突、痛苦情结,是最直接的。

因为胃是消化器官,当人们在思想上有了消化不了的事情时,胃先出毛病,这也是一个十分确定的隐喻与象征。而平时人类有关"吃不消"等语言,就已经把这种隐喻所含的对应物表现了出来。明明是事情不好办,很难,很累,却用"吃不消"来比喻,人类在这里不是已经在采用隐喻、象征语码了吗?

因为肩背、脊椎是负重的躯体部分,因此,人在生活中有了"不堪重负"的感觉时,肩背疼痛及脊椎病就相应出现。这难道不是确切的、人人可以接受的比喻和象征吗？当我们用"不堪重负"这个词来表达一种生活状态与感受时，已经在用肩背负重不堪的躯体形象在比喻这种生活状态与感受了。

"不堪重负"这个词中，本身已包含了肩背疼痛、脊椎病的全部象征、隐喻语码了。

癌症，因为是所谓的"不治之症"，所以，它被用来象征"活不下去"的情结，这已经是个很容易说明的对应了。癌症，即恶性肿瘤，是抑郁滞留的象征，是堵塞的象征。它被用来比喻活不下去的、且又高度郁结的心理情结，就更是比较确切的了。

潜意识制造疾病时广泛运用隐喻、象征手法。本书讲到的妇科病、消化系统疾病、肩背疼痛及脊椎病、癌症，只是其中四种比较典型的常见疾病。

三

为了对这个问题的讨论更加深入，我们有必要再做一些考察。

不妨先举一个神经症的事例。大家知道，神经症，又名精神神经症，是以精神障碍为表现的疾病。其主要类型有：焦虑症，抑郁症，疑病症，恐惧症，强迫症，疲劳症（通称神经衰弱），癔病，等等。

就恐惧症而言，就有各种恐惧。如高处恐惧，广场恐惧，黑暗恐惧，幽闭恐惧，社交恐惧，等等，还包括诸如水恐惧，怕见水；火恐惧，怕见火；尖物恐惧，怕见任何尖锐物体。

就"高处恐惧"而言，通常我们称为"恐高症"，这是指对高处有特殊的、超出正常范围的恐怖。按照精神分析学及有关理论,恐高症同各种神经症都应该有其原因。对于原因,不同的学说,不同的病例,有不同的说法。

笔者在这些年对疾病(包括神经症)的考察中发现,恐高症在相当一些病例中,有共同的规律。或者说,恐高症对于一些人来讲,有着共同的隐喻与象征。

在中国的知识分子群中(也包括干部群中),如果有人具有如下特点:

第一,生性要强,为自己设置高目标,持久地用高目标压迫自己,在追求高目标的人生历程中,身心深处有畏惧。

第二,敏感,理智,善于控制、抑制自己。

那么,他们绝大多数都患有不同程度的恐高症。

起初,笔者对这一点并不很了解。以为各有各的童年创伤或什么特殊身心结构。然而,当发现了这一群体的共性之后,笔者明白了:空间上的高处恐怖,其实不过是人生进取上的高处恐怖转化来的。前者不过是后者的隐喻与象征。

人们在人生中追求高目标,对于这种追求的艰苦、压力怀有畏惧感是自己不知道的,或者说是不愿意承认的。这时就用恐高症隐喻地、象征地将这种畏惧情绪释放出来。

自从发现这一隐喻、象征的语码,我对很多恐高症一分析就透。并且,许多患有恐高症的人一经这样点破,症状很快就减轻了。

有的几乎当场见效。当你对他分析完之后,他想一想,体会一下,感到心中一动,是那么回事,再上高楼往下看时,发现恐高现象已经大部消失。

相信类似的恐高症患者都能通过这样的自我分析治愈自己的恐高症。也相信朋友们能从这一规律中发现更多的东西。

再举两种疾病。

过敏性结肠炎（又称"结肠激惹综合征"）与颞颌关节症候群（或称"颞颌关节综合征"）。

现代医学对这两种疾病有很好的诊断和治疗手段。而且都清楚地认识到这是两种心理因素、情绪因素起很大作用的疾病。心身医学则明确地将这两种疾病归入"心身疾病"范围。对引起这两种疾病的心理、情绪原因，更有十分充分的估计与描述。

我们的"新疾病学"对现代医学已经有的正确理论没有任何异议，也不需要做重复性的阐述。

在这里，只就疾病中的隐喻、象征意义，讲述我们的观点。

我们注意到许多过敏性结肠炎患者，其主要的情绪原因就是紧张。这些人在多年的学习工作中，对自己定有各种各样的时间表、进度表。他们总在非常紧张地"赶进度"，紧张持久的压力造成了过敏性结肠炎。当他们认识不到这一点时，百治无效。然而，突然在某一个时候症状大幅度减轻，主要原因就是这段时间过的是没有进度压力的生活。

有的作家多年给自己的写作定进度，持久的时间压力造成过敏性结肠炎。然而，一段时间下乡了，纯粹去考察生活了，没有写作计划了，这段时间的病情就明显好转了。

这一情况是十分典型的。

动物对紧张情况的应激生理反应之一就是排空粪便。人作为一种高级动物,也具有同样的应激生理机制。一个人总是在赶时间的紧张中生活,和动物不断地、连续地遇到紧张危险情况是一样的。

过敏性结肠炎和需要不断排空大便,二者对于肠道的反应在本质上是相同的。

这种相同性就为建立象征确立了语码。

过敏性结肠炎不过象征了不断排空大便的生理应激反应。

工作的紧张与动物不断遇到危险情况的紧张是一样的。

而颞颌关节综合征在现代医学中也算比较常见的疾病,表现症状是颞下颌关节疼痛,弹响,张口受限制,咀嚼困难,继而引起头痛、耳鸣、耳聋等。

这种疾病除了由于牙齿缺损、智齿参差、咬合不良、不适当的假牙、偏于一侧的咀嚼习惯、咬硬物用力不当等生理原因引起的下颌骨关节突在关节窝中的位置不正常,压迫神经而引起以外,还常常有很大的社会、心理原因。

患者常常心理情绪异常。

情绪特点往往是:紧张,激动,易怒,多怒。

性格特点往往是:固执,刻板,强硬,支配性强,控制欲强。

正是在这一般医学已观察到的特点中,我们清楚地看到了疾病的隐喻性、象征性。

情绪紧张、激动、发怒,直接的生理反应之一就是咬紧牙关,就是颞颌关节的"超常"反应。

然而,紧张、激怒毕竟还是全身性的反应。一个人紧张、激怒,也并不一定以颞颌关节的疾病体现出来。

这时,就又加上了性格特点:固执,支配性强。

这种性格,立刻使我们联想到有力的咬合,想到那有力地咬紧牙之后强硬(甚至僵硬)的上下颌。

从猛兽猎食撕咬的动作中,我们就能找到强硬咬合的原始意义。猛兽才固执,才强硬,才支配性强。它们的紧张、激怒,才可能以强硬的咬合表现出来。

同样,固执的人,强硬的人,支配性强的人,正该是颞颌关节反应"强硬"的人。这种人情绪超常紧张、激怒时,颞颌关节出现超常强硬反应(疾病)是十分必然的。

因为这是表达他们紧张、激怒情绪的一个典型的象征部位。

四

我们还需超出"心身疾病"范围看更多的疾病。

在笔者的另一部著作中,还写到过这样一个病例:

一个女孩子不知什么原因,头发大量脱落,每天夜里都在枕边脱落大把的头发,以致头发所剩无几。她去医院治疗,西医,中医,吃药,理疗,针灸,均不见效。后来,她看了我写的一本书,突然明白了自己的病因。我在那本书中首次提到"生病是因为需要""生病是有好处的"等"新疾病学"观点。她理解了那些观点,明白了她的脱发不过是爱情痛苦的结果(脱发正是从她爱情受挫开始)。于是,渐渐地,她想通了,脱发不治而愈,头发慢慢长出来了。

这一"脱发症",又一次典型地表明了疾病的象征性,而且象征的语码来自社会文化。头发,在中国自古以来是女子的爱情信物。削发,出家为尼,都是作为殉情不再婚嫁的典型象征。

那位姑娘因为爱情上的失败、痛苦而脱发,不过是运用了中国文化提供的象征语码,做了一个殉情的"故事"。

这个"故事"中含着许多疾病的奥秘。

头发可以病变脱落,其他器官也可以有各种病变。

潜意识可以运用丰富的语码来做疾病的故事。

又譬如,发生于咽部、食管部的一些疾病。其中包括"咽异感症"(又称梅核气、癔球症、咽部神经症),多种多样的堵塞感,咽部、食管的息肉、肿瘤。对这一类疾病,现代医学一般都注意到了情绪因素在其中的作用。特别对于咽异感症,现代医学(特别是心身医学)注意到了社会心理刺激引起的焦虑、悲伤、抑郁、恐惧等不良情绪,往往是诱发这种疾病的直接原因。

这些理论来自大量的临床总结,应该说是有道理的。然而,它对社会—心理原因通过情绪引起疾病的过程总结,还是比较笼统的。

社会、心理原因引起焦虑、抑郁、恐惧、悲伤等情绪,在什么情况下才偏偏引起咽异感症,而不是引起其他疾病呢? 这里具体的规律(或者说对应的)是什么呢?

另外,我们的医学分析还不只停留在咽异感症这种带有神经症色彩的疾病,而是要扩大到这一部位更多的疾病。

我们的"新疾病学"在自身理论形成的过程中发现,咽异感症以及任何咽部、食管部堵塞感的症状,直接的原因,有相当比例是因为患者有了要咽又强咽不下,要吐(诉说)又难以吐出来的事情及情绪。

　　一个人受了气,咽不下,又吐不出来,立刻就会出现咽部的异物感、堵塞感。

　　一个人有了悲伤、苦痛,咽不下去、又吐不出来时,也常常会出现咽部、食管处堵塞的难受感觉。

　　一个人受了冤屈,要申辩不能申辩,要忍咽下去又忍咽不下,这时,咽部、食管部位常常立刻会出现堵塞感、异物感。

　　在这里,并不在于不良情绪有多么强烈,而在于那种要咽咽不下、要吐吐不出的感觉有多么强烈。

　　如果一种不良情绪很强烈,但人能够咽下去,没有要倾诉的要求,或者他已经倾诉了,那么,这种不良情绪不会以咽部、食管部的病症表现出来。

　　相反,一种不良情绪看来一般,不那么强烈,但是,患者那种要咽咽不下、要吐吐不出的感觉与内心冲突很尖锐,那么,咽部、食管部位的堵塞感会立刻出现。

　　阅读到这里的读者一定都会理解:咽部、食管部的堵塞感、异物感,作为一种病症,不过是隐喻、象征了心理上、情绪上的咽不下、吐不出的堵塞感而已。

　　作者多次遇到这样的患者,咽部或食管部堵塞感十分严重,帮助他分析,到底有什么事使他感到堵在那里咽不下、吐不出?

　　只要分析到了,想明白了,或者咽下了,或者吐出来了(痛痛快快地诉说了),那种堵塞感也便很快减轻、消失。

　　我们的研究还发现,这种咽部、食管部的堵塞感,其原因常常已经在我们的日常用语中表现出来。患者常常运用这样的语言来描述自己的心理、情绪："那件事太噎人"，"那事儿真把我堵得够呛"。

这里的被噎、被堵的语言，恰恰已是在运用生理上（咽部、食管部）被噎、被堵来比喻心理中的类似情绪及感受了。

语言已把一切疾病的隐喻、象征语码暴露出来。

疾病的很多语码就是含蕴在语言文字中。

我们还发现，不仅是"咽异感症"（梅核气）产生于咽不下去又吐不出来的心理冲突及不良情绪，而且这个部位的其他疾病，如息肉、肿瘤有些也起因于此。

潜意识不仅会制造咽部、食管部被噎、被堵的感觉，还会在那里制造出各种不可逆的器质性病变。

咽部、食管部被噎、被堵的感觉，可以说是这些部位的"表情"。

而息肉、肿瘤，则是"表情"凝固成的"相貌"了。

潜意识就是这样隐喻地、象征地运用生理的图画来表现一切。

当人在生活中有了强咽咽不下、要吐吐不出的事情、情绪时，咽部、食管部位就有了堵塞梗阻的痛苦感觉，继而是堵塞梗阻的器质性病变（肿瘤等）。

如果他把那些事情、情绪终于咽下去了，没有要倾吐的欲望了，这时，他已经把这一切交给了胃。

那样，咽部、食管部位不会被堵塞了，但是，胃能否消化，就又是问题了。

消化不了，胃病就出现了。

人体的不同部位、不同器官、不同的器官系统，就是这样具体地隐喻、象征着一切。

这是意识系统与生理系统全息对应的一个非常生动、具体的方面。

任何从"新疾病学"中找到一点启发的朋友,都不妨试着分析各种各样的疾病的隐喻、象征性。

那里有着确定而丰富的语码。

任何一种病都不是无缘无故被制造出来的。

譬如有些人的"尿血"很奇怪。

一位年轻女性在母亲两次住院做大手术时,都出现急性尿道炎的尿血症状。

这显然与一般情况不同。

因为她的尿血与心理原因的密切联系,使得我们的分析十分清楚明了。

她是因为着急而尿血的。

为什么呢? 为什么着急就会尿血呢?

分析也是容易的。先讲一下"新疾病学"的一般原理。然后对她讲:尿急本身就是一种象征。一个人从小都有憋不住尿的着急的经历。从小就会讲:"我憋不住了,我急尿!"等语言。

因此,反复的自我暗示、他人暗示,使得一个人有可能把尿急当作隐喻、象征心中着急的人体生理语言。

而尿急的最强烈的、异常的反应是尿血。

都是泌尿系统的事情。

泌尿系统最急的表现手法之一,就不只是尿尿,而是还尿血。

了解了她的症状之后,我劝她对母亲动手术不必着急,对自己的尿血也不必着急。只要不急了,尿血会自然停止。

果然,既未吃药,也没有治疗,当天症状减轻,两天后痊愈。

又譬如"老花眼"。

这是一个年龄病,大多数人到了五十岁前后(或早些,或晚些)都可能出现老花眼的症状。对于这种眼睛的病变(甚至可以看成正常变化了),现代医学眼科早已有足够的理论与描述了。

我们的发现在于:

在五十岁前后这个年龄段,一些人(当然不是全部,甚至可能不是大多数)在思维上,在对待世界、生活的态度上,有一种不愿像年轻时那样精确看待眼前事物的倾向,有一种松弛一点、模糊一点、大概一点、随意一点的思维倾向。这种倾向比较朦胧,比较隐蔽,一般人不易自觉。然而,对于这样一些老花眼开始发生的人做较深入的心理分析,都能挖掘出这种倾向。

心理上不愿太精确地看待眼前的事物,生理上的老花眼就是必然的了。

老花眼看不清眼前的东西,模糊、花,要放在远处看,这种生理变化,模拟了心理上的变化。

一些人的老花眼往往不是均匀渐变的,不是一点点加深的。往往与本人的社会—家庭—人生状况相联系。在某一个阶段,发现自己眼睛急剧地花了,而这个阶段,他往往处于比较忙累,对很多事情都无暇"近视"、细看的状态中。

这些人如果在老花眼开始出现的时候,注意分析自己的心理,分析自己心灵深处隐蔽的倾向,愿意把那种敢于近视生活的年轻感觉找回来,调整自己的心理状态,往往能减轻、减缓老花眼的发生与发展。

潜意识在制造疾病时，就是这样贴切地运用着隐喻与象征的语码。

再譬如"老年腿"。

"人老腿先老"，这是描述腿部衰老性病变的一个成语。

这个成语也可以转译成"人老心先老"。

腿是用来跋涉的人体部位。人走路走多了，跋涉得远了，腿会疲劳。

只要在人生跋涉上有疲劳感、久远感，他的病常常会表现在腿上。

腿的衰老不只与年龄相关，与腿的积年劳累相关，很大程度上还与人生跋涉的久远、疲劳感相关。在这里，人生跋涉上的久远、疲劳感，以腿的衰老象征地表现出来。

人生跋涉与日常走路的跋涉，相互间就是隐喻的。

后者用来隐喻、象征前者。

当我们的日常用语、文学用语讲"人生的道路""人生的跋涉"时，这些语言中已经包含、运用了这样的隐喻了。

潜意识在制造"腿老"的生理现象表示人生跋涉的久远、劳累感时，运用的就是人类现成的语言提供的语码。

这里讲一个有趣的小案例。笔者在一次小型座谈会上讲到相当一些人的"人老腿先老"其实源于"人老心先老"，也就是说，人生跋涉的疲劳感首先会在腿上表现出来。如果从心理上想清这一点，清除自己心理上的这种劳累感，腿的状态会发生明显变化。一对在电台工作的夫妻多年来就因腿疼而行动不便，在听了这一道理后，想通了，腿疼居然不治而愈。

五

潜意识制造疾病的隐喻、象征语码问题,我们的"新疾病学"有必要在将来以专著来研究、阐述。这是个内容极为丰富的专题。

在这里,我们有必要提纲挈领地指出的是:

一、人体各部位、各器官、各系统都有其具体的象征、隐喻意义。而且还可能分得很细,如某器官的某一部分、某一层面,都有什么具体的象征隐喻意义。

例如胃,是一个象征物。然而,胃的整体,胃的内壁,胃的进口,胃的出口,胃的某一部位,可能还都有更具体的象征、隐喻意义。

二、身体同一部位、同一器官、同一器官系统、器官的同一部分,又可以有不同的、各种各样的生理病变。这不同的病变又有不同的象征、隐喻意义。

例如,同是眼睛疾病,但近视、远视、青光眼、视神经脱落、白内障等多得难以历数的不同眼病,又有各自不同的象征、隐喻意义。

三、身体同一部位、同一器官、同一器官系统、器官同一部分的同一种疾病,对于不同时代、不同国度、不同民族,其象征、隐喻意义可能又有所不同。

脱发,在中国文化中,可能有殉情、不再婚嫁的象征。然而,在某些国家可能没有这种含义。

当然,可能有些象征是全人类共同性的。

四、同样,同一种疾病对于不同的人,其象征、隐喻的意义也可能会有某些差别。

五、甚至对于同一个人,同一种疾病在这个人的不同时期,因为其不同的社会、心理背景,其象征、隐喻意义也会有某种差异。

六、总之,象征、隐喻的语码既有一般性、共性,又有特殊性、个性。

一般与特殊又是相对的。

不同的人体部位、器官、器官系统、器官的某一部分;

不同的疾病;

不同的国家、民族、地域、时代,不同的文化背景;

不同的人;

同一个人的不同时期;

每一层次象征、隐喻的语码都有其共性及个性。

七、另外,潜意识在运用疾病象征、隐喻时,如同运用梦、艺术象征、隐喻一样,具有手法上的多样性。

鲜花可以象征、隐喻少女,也可以象征、隐喻青春,还可以象征、隐喻爱心,还可以象征、隐喻祝福,等等。

同一种疾病,也可以有多种象征、隐喻意义。

例如,同是手臂疼痛发抖,可以是象征自惩,因为用这只手做了伤天害理的、不该做的事。然而,也可能用来推卸责任。一个画家、作家,手臂疼了,发抖了,就可以少画了、少写了。等等。

八、总之,"新疾病学"关于疾病的象征、隐喻语码,提出的是一个总的原则的思路。本书所做的一些具体分析,例如对妇科病、消化系统疾病、肩背疼痛及脊椎病、癌症及其他一些疾病的分析,都不过是对这个思路的初步论述。

这是一些非常粗浅的分析,绝不可将其绝对化。

因为疾病现象是非常复杂的。疾病发生的各种背景情况也是各种各样的。如果简单套用一些象征、隐喻语码是注定要误入歧途的。

任何简单化、绝对化的做法都将是非常有害的。

例如,如果简单断言,任何人的任何一种妇科病就是"夫妻病",那么,我们很可能会犯错误。因为,即使作为夫妻病,妇科病也不是一种,也有多种情况、多种类型。这是第一。第二,也可能不是"夫妻病",而是"父母子女病"。第三,也可能是纯粹的生理性质的传染病。第四,还可能主要是遗传病。第五,可能是不可抗拒的外界事件造成的创伤。第六,也可能是几种情况的综合。等等。

本书所做的任何举例分析,最好将其只作为思路的说明。

九、然而,我们相信,疾病,起码相当数量的疾病,具有隐喻、象征的意义。而这隐喻、象征的语码可以从患者的文化背景中找到。

只要深入下去,就一定能逐步揭示大部分象征、隐喻语码。

有些疾病的象征、隐喻语码可能好解析,因为它们比较明显一些。

明显的原因是因为那些器官、躯体部位本身就有较大的隐喻、象征意义。

胃象征消化。

腿象征跋涉。

肩背象征负重。

等等。

然而,有些疾病的象征、隐喻语码可能难解析一些。它们比较隐讳。

因为它们相关的器官、躯体部位本身的象征、隐喻意义就比较隐讳。

譬如,内分泌象征、隐喻什么? 血管象征、隐喻什么?

这些都不是牵强附会能够简单说明的。

我们应该逐渐深入地解析这一切。

第十五章

生理与意识的全息对应

一

应该说,我们的"新疾病学"是一门通俗的又稍有一些"深奥"的学说。

所谓通俗,因为它的许多理论,例如生病在一定程度上是因为"需要",生病是有"好处"的,等等,与很多人的经验相通,容易被人理解。

所谓稍有些"深奥",因为它综合了心理学、医学、生理学、语言学、思维学、精神分析学、暗示学、中医学、超心理学等的许多成果,所以,要真正深刻地掌握它,还是要动一点脑筋的。

我们在讲到我们的"新疾病学"理论基础时,曾着重指出,人的生理与心理全息对应。

为了使这个观点更具新色彩，我们用"意识"取代"心理"，即：

"生理"与"意识"全息对应。

现在，当对"新疾病学"阐述到这一步时，我们可以就疾病问题，对这两个系统——或简称身心两个系统——之间的全息对应，进行更具体的论述了。

二

我们现在来看看，在疾病的发生上，人的身心两系统，即生理系统与意识系统是如何全息对应的。

一、按照"新疾病学"的理论，任何外界的刺激与压力，是作用于身心全息对应的人体上的。

然而，还需要更细地分析。

一般说来，自然性的因素往往更直接刺激生理系统。例如各种微生物性因素，机械因素，物理因素，化学因素，缺乏必需物质，过敏原的影响，天气变化，这些致病的因素最初往往先直接作用于生理。

然而，外界对"生理"的全部刺激与作用，生理对外界刺激做出的全部反应，意识系统（主要是潜意识）都是"知觉"的，并都是"记忆"了的。譬如外界冷空气刺激生理，生理对此外界刺激做了打冷战的反应。而我们的意识便对这过程都"知觉"了，并"记忆"了。

生理的所有反应，意识都有相应的知觉与记忆，这是生理与意识全息对应的第一个表现。而且，还可以说是生理与意识全息对应得以建立起来的第一个"机制"。生理对外界的反应会累积为生理本身的变化，意识对生理的这些反应的"记忆"会累积为意识的变化。这样总是在同步发展的基础上建立二者的全息对应。

正因为生理对外界刺激的全部反应都被意识记忆了下来，生理与意识两个系统之间的对应，才有了最基本的建立。

二、接下来，某些自然性外界因素的刺激与压力，如气候、温度、湿度，几乎常常同时作用于生理、意识两个系统。

这时，生理的反应通向意识系统，意识系统的反应立刻通向生理系统，二者之间的对应就更明显了。

晦暗的天气不仅仅使人生理上难受，也立刻使人心理上难受。两者间的对应是明显的。

同样可以说，两者间的这种沟通、对应，不仅是二者间全息对应的一种表现，而且是二者间全息对应得以建立并发展的又一种机制。晦暗的天气一次又一次让人的生理与心理同时难受，人的生理与心理在这一点上的对应反应就越来越巩固和发展。以至于人只要在心理中想到晦暗的天气，生理的难受感也会随心理上的难受感同时出现。

三、可以进一步这样说，生理、意识两个系统间全息对应的任何表现，同时就是两个系统间全息对应得以建立和发展的机制。

不好的天气让人生理上不舒服，也让人心情不愉快，这两方面几乎是同一件事。这二者间的联系、对应、同一，正是在二者的联系、对应、同一的"过程"中建立和发展起来的。

四、生理上的"一般反应"会被意识系统记忆下来，生理上的"病变反应"自然也会被意识系统记忆下来。

一个初生婴儿的疾病可能更接近于纯自然性、生理性疾病,因为他对社会—心理因素的感受、对文化的感受可能还不明显。这时,他病了,比如因为着凉、感染病毒感冒了,那么,着凉、病毒的外界刺激,感冒的病变反应,他的意识系统都会记忆下来。

人的潜意识是无所不记的。婴儿也同样。

感冒之后的感觉,婴儿的意识系统也会记忆下来的。是难受,是痛苦,或许还有某种烧得晕乎乎的舒服感,潜意识都记忆下来了。

这些记忆储存下来,就成为生理、意识两系统的又一种对应。

潜意识知道了感冒可以对应什么样的自然性外界刺激。感冒可以引起生理上什么样的痛苦、麻木乃至"舒服"的感觉。这就为它以后制造感冒存下了程序。

不仅如此,婴儿感冒了,发烧了,立刻就得到了长辈的加倍照顾、爱抚。整日抱着、拍着、哄着。这一切,婴儿的潜意识都有知觉,都有记忆。

从这时起,它已把感冒带来的好处记忆了下来。疾病已超出纯生理范围,感染上了社会文化。

这样,感冒与其带来的"好处",疾病与社会环境的对应,就又多了一层关系。

五、人刚出生不久,身心两系统的全息对应,更多的可能表现在生理的反应通向心理的反应。渐渐地,两个系统之间相互沟通,相互作用,相互联系,建立起越来越充分的对应。生理将自己的全部活动通往意识,而意识也将自己的全部活动输向生理。

随着意识记录的生理活动越来越多,随着一个人的意识记录的整个人类的意识——文化——越来越多,意识与生理的对应就有了越来越多方面的内容。

一个人,他的意识不仅记忆了他个人的全部生理病变的细枝末节,还记忆了周围所有人的疾病状况,更进一步通过文化,通过各种信息渠道,知道了人类社会各种有关疾病的事实、规则、规律、公式,知道了各种各样生病的理论。

这一切听多了,看多了,感受多了,都成为暗示,输入了潜意识。

我们讲到的,医学、卫生学等有关疾病的各种理论与实践形成的暗示,在这里也成为心身两系统对应的一个方面。

意识系统存入了暗示的程序,这种程序就早晚可能通往生理。

这正是意识系统与生理系统的一种对应。

六、生病是有"好处"的,生病可以实现很多目的。这一社会文化给潜意识提供的制造疾病的逻辑程序,当然是属于意识系统的。

然而,它只要一发生作用,就通往了生理。

因此,这也是生理、意识两系统之间的一种全息对应。

意识系统中有什么东西,有什么变化,总能在生理中发现对应的东西,对应的变化。

人类文化把生病有好处的程序输入了意识系统、生理系统,也便同时对应感受到一切。

婴儿从其第一次生病受照顾开始,就记录下了这种身心两系统的对应。

七、至于我们的语言、我们的文化给生理、意识系统之间提供的各种隐喻象征的联系,可以说是包罗万象、渗透一切地建立起人的身心两系统之间的全息对应。

人的意识中的许多活动,有关人的社会、文化、心理环境的各种情况,都可以在生理中找到象征对应的部位和对应的变化。譬如,思想消化不了,以胃消化不了为象征,人生中不堪重负,以身体肩背的不堪重负为象征,等等。

反过来,生理上任何部位的任何状态,都可以去隐喻、象征意识系统感受的一切,象征社会、文化、心理环境的各种情况。

身体的胸膛,可以象征思想的胸膛是否开阔,是否有气魄。身体的嗅觉,可以象征思想的嗅觉是否敏感。身体的阳物,可以象征人在整个社会生活的精神状态是否阳刚,是否有能力。事实上,很多男人在人生的顺境中,在雄心勃勃的得意时期,阳物就具有充分的勃起能力;反之,人生中萎靡颓废时,往往会出现阳痿。

人类的文化,在心身两系统之间提供的隐喻、象征的联系是无比丰富的。

更深刻说,文化之所以能够提供生理、意识系统之间的象征、隐喻联系,是因为这两个系统之间本身就存在着这种对应联系。

象征、隐喻的关系,就是二者之间有本质对应、一致、同一的关系。

当我们说阳物"勃起",与说人精神状态"生气勃勃"同用一个"勃"字时,就已表明二者之间含着隐喻、象征联系。

然而,语言的运用只是表露了这种联系。

这种联系在实际中的存在却是先于语言的。

生气勃勃的精神状态,原本就与阳物的勃起能力相联系。

当同用一个"勃"字时,表明这种联系已被人的语言思维捕捉住了。

八、我们还要讲到疾病＝情绪＝表情＝相貌＝梦＝神经症。

对这一切公式的剖析表明,人的意识系统与生理系统都有着生动的全息对应。

人的潜意识在做出情绪这一精神图画时,也相应做出有关的生理图画:表情。

表情是广义的。全身的器官、全身的生理都有表情。

表情都可以凝固为相貌。

人的每个心理活动,都对应着周身生理的表情。

不同的心理活动(意识活动)对应着周身生理的不同表情。

周身不同部位、不同器官,又有各自不同的表情。

一个人的意识系统在不断地活动,它的全部活动都同时反映到生理系统的状态上。

生理在制造着各种"相",与其全息对应。

这些相的变化,是被生理记录下来的,累积下来的。有的就成为疾病。

未来的生命科学研究一定可以更深入具体地揭示意识、生理之间相互变化的对应联系。任何一个人只要善于自省、体会,就一定可以发现,自己的每一个心理活动,每一个情绪,周身各部位都会做出相应的表示。

表示就是"表情"。

你愤怒了,你的脸,你脸上的眉、眼、鼻、嘴、颊、额都在愤怒。

再看你的手,你的臂,也在愤怒。

还可以看你的牙齿、你的咽喉、你的双肩、你的全身肌肉,都在愤怒。

再体会一下,你的五脏六腑都相应有愤怒的状态,都能体会到。

人就在这样的心理(意识)与生理的全息对应中。

只不过人们常常不自觉这一切。

任何心理意识的流动,任何心理念头的飘浮,任何心理图画的掠过,都相应有生理上对应的反应。

看到这种对应,对于认识疾病,认识生理、心理规律,掌握健康的奥秘,是非常重要的。

九、未来科学研究的成果大概还会证明:人的意识、意念如何可以使人直接生病,又如何可以使人直接祛病。

人的许多事情就是一念之差。

念正了,就是健康。

念邪了,就是疾病。

人的意识、意念活动无时不在全息制造着生理变化。从某种意义上讲,生理是意识的真正记录。因为意识是"看不见"的。它的年轮都写到了生理上。

一个人在成长,在变化,既是生理的成长、变化,更是意识的成长、变化。

一个人衰老,既是生理的衰老,更是意识的衰老。

意识也是有生命的。意识的生命让世人能看见,就外化为生理。

意识在外化为生理之相前,也可以化成一些心理相:梦,情绪(已经连带有表情了),神经症。

神经症也是梦。

神经症也是疾病。

神经症是梦与大多数疾病的中间过渡形态。

认清神经症只不过是许多有不可逆的器质变化的疾病的雏形,那是绝对重要的。

全部意识都全息对应于生理。意识在不断地化为生理之"相"。

抓住这一点,再由此抓住一些自我调控的技术,我们就会有新的战胜疾病的方法。

三

讲到这里,对我们的"新疾病学"就有了再总结一下的必要。

再一次总结,有必要面对现代一般医学观念的疑问。

有人会问:疾病都是潜意识制造出来的图画? 疾病都是自己想得想出来的? 疾病是因为有需要? 疾病是因为有好处? 疾病一定象征着什么吗?

于是,有人就可以提出很多疾病。譬如矽肺,这是矿工们常患的一种疾病,难道是潜意识制造出来的图画? 莫非是因为有好处才得的?

又譬如,地震,造成很多外伤,外伤又感染为各种疾病,这也是潜意识制造出来的图画?

再譬如,流行性感冒,肝炎,还有鼠疫、霍乱,也都是因为"有好处",潜意识才制造出来的吗?

此刻,我们的"新疾病学"就确实要面对整个医学、面对所有疾病现象来回答问题了。

那么,我们说,我们的"新疾病学"确实讲疾病"在一定程度上"是潜意识制造出来的图画。

然而,正是"在一定程度上"这一限定,使我们避免了把一个结论绝对化。

关于疾病发生原因及发生原理的理论,"新疾病学"有必要再做一个归纳性阐释。

一、对于神经症,无论是焦虑症、恐惧症、强迫症、疑病症、抑郁症,还是癔病等,都可以归入"新疾病学"的解释之中,是没有问题的。

二、心身医学归为"心身疾病"的绝大多数(几乎全部)疾病都可以纳入"新疾病学"的理论解释之中。在对这些疾病的透视、剖析中,"新疾病学"无疑有着很大的说服力。

三、超出"心身疾病"范围,对于更多的疾病,大概有几种类型。

第一种,有些疾病同样可以纳入我们"新疾病学"的典型分析之中。

对于这些疾病,同样可以说是潜意识制造出来的图画。这有相当的数量。

当然,潜意识如何制造这些疾病,如同我们前面讲到的,还有很多注释。它往往要借助和运用各种"素材"。

譬如,"借机"方式。借助外界自然性与社会性因素的刺激与压力。

譬如,"借薄弱环节"方式。借助人体的薄弱环节造病。

譬如,"借暗示"方式,借用各种疾病理论的暗示而造病。

譬如,"服从目的"的方式,因为疾病有好处的社会文化逻辑。

譬如,"象征隐喻"的方式。

四、第二种,有些疾病可以说潜意识"在某种程度上参与"了制造。

譬如,流行性感冒这样的传染病。

这种病可以在看来毫无心理原因的情况下发生。

也经常在有心理原因的情况下发生。

我们可以做这样的分析:

对于那些有明显心理原因的,也就是潜意识确实有"生病需要"的患者,感冒是潜意识"运用"病菌、病毒、不良的天气、着凉、过劳等素材制造出来的疾病。

这种情况,在现代社会中不能说是很少数的。

对于那些没有任何心理原因、绝对没有生病的需要,纯属着凉、过劳、体质弱而被传染发生的感冒,那么,我们说:

首先,没有任何心理原因,绝对没有生病需要,对于现代人来讲是很难的。只能说没有太明显的生病需要。任何人,哪怕有些微的、潜在的生病需要,也可能在有意无意之间,运用着凉、过劳、体质弱等因素制造一个疾病。

着凉有时可能是潜意识"有意无意"为之。

过劳也可能成为一种生病的需要。

其次,也许一个人确实毫无生病的需要。然而,当他因为纯生理的原因发生感冒后,给疾病以好处的环境,给疾病以好处的文化,以及内心储存的疾病有好处的逻辑程序就都可能运动起来。

从疾病一发生起,这些因素开始工作,它们把疾病发展下去。

很多人在疾病(包括感冒)发生的最初时刻,就体会到了周边环境的关怀及照顾的温暖,也体会到了一种自我轻松感(其实这正表明事先已潜存生病的需要),这时,有关的潜意识制造疾病的程序已经开始起作用。随后,整个感冒过程,都可能处于"新疾病学"理论的涵盖之下。

再次,完全没有心理原因的,可能是婴儿的第一次疾病。只要有了第一次疾病,疾病有好处的逻辑,就可能已开始输入潜意识。

五、第三种类型。有些疾病可能完全是由非心理原因造成的。

譬如刚才提到的矽肺。

任何人在有粉尘的矿井中长期劳动,都可能罹患此病。

这主要是被外界因素决定的,几乎任何坚强的心理都难于抗拒。

讲矽肺是潜意识制造出来的,是没有道理的。

是被命运、被处境制造出来的。

这是一个正确的回答。

疾病是被命运制造出来的。这其实是一个更彻底、更哲学化的回答。

这个回答,对于一切疾病都是成立的。

人遇到一切自然性因素、社会性因素的刺激与压力,人有这样那样的先天、后天的特殊素质,人在一定的社会、文化、心理环境中生活,具有一定的潜意识逻辑体系,都是命运的安排。

命运在安排人生,也在安排人的疾病。

战胜疾病,在一定意义上需要战胜命运。

然而,就是在矽肺这样的疾病中,一个人的心理、意识体系依然会起很大的作用。

一个心理健康、没有任何生病需要的人,可能会有更好的适应能力,他患矽肺的可能性也许会比别人小一些。患了矽肺,因为精神上的乐观,就有可能维持更久的生命。

而一个心理不健康、有生病需要的人,特别是有很大生病需要的人,就可能利用粉尘工作条件造成比别人更严重的矽肺病情。在发现自己患了矽肺之后,他也可能比别人更深地陷入病人的角色中,因而,身心崩溃得更快,更早地将生命交付给矽肺这种疾病。

六、矽肺是一种慢性的不可抗拒的"事故"。

还有急性的不可抗拒的事故,如地震。

地震造成的各种外伤,以及由此而来的各种疾病,起因确实是不可抗拒的天灾,自然性因素,那里没有任何心理原因。

潜意识在一般情况下,对此不负有制造疾病的责任。

然而,地震造成的人身伤害以及由此发生、发展的疾病一到了随后的医疗过程中,心理因素立刻开始起作用。人的意识系统立刻会运用一切逻辑。

往下疾病的发展,又是在我们"新疾病学"理论的涵盖之下了。人类文化所提供的有关疾病的逻辑都会起作用。

地震,地震伤害人,这是自然现象。

然而治疗地震引起的伤病,在很大程度上同时又是社会文化现象了。

七、地震这样的事故纯属自然性原因,毫无疑义。然而,对于另外一些事故,就需要分析了。例如在交通事故中受到伤害,在工伤事故中受到伤害,在各种个人"不小心"的事故中受到伤害,如摔伤,等等。对这些情况需要分析。

有的确实属于不可抗拒的外界原因。这与地震中的伤病一样。

有的,深入分析,受伤害者的"不小心"中,就有了深刻的心理原因。

我们可以发现:那些有自杀倾向的人,遇重大工伤事故的比例要比常人高得多。

按照一般的观点只会说,这样的人精神涣散,情绪不稳定,所以注意力不集中,容易出事故。按照我们的"新疾病学"理论,这些人的伤亡事故中有更深刻得多的心理原因。

潜意识制造了一切。

潜意识在这里制造了伤亡事故,和潜意识制造疾病、制造癌症是一样的。

伤亡事故是一种来得更快的疾病(伤),是一种来得更快的癌症(亡)。

关于这一点的详细分析,我们在下一章中还将讲到。

总之,我们的"新疾病学"将运用生理一意识全息对应的理论,深刻地同时又是有区别地分析各种疾病现象,更深入地揭示人类疾病的奥秘。

第十六章

疾病有时是慢性自杀

一

疾病在一定程度上是潜意识制造出来的图画。

而潜意识制造疾病则是因为有"需要",因为生病有"好处"。

现在,我们对这种"需要"、这种"好处"要做一些分析了。

真是有"需要"吗？真是有"好处"吗？

我们说,在一定意义上讲,这种生病的"需要""好处",对于人是合理的。

例如,你过劳了,过于紧张了,生病等于警示,提醒你,让你知道自己的力量限度。

又例如,你的痛苦无法使他人知道,于是,你用疾病隐喻地表示出来,达到一定的表达需要。

又例如,你内心有不可抑制的自疚情绪,内心的冲突使你难以忍受,这时,疾病以自惩的方式不由自主地出现,使内心冲突得以稍稍平衡,那么,这都算是合理的。

疾病的目的性是明确的。在方向问题上,潜意识一般不犯错误。

在具体的分寸上,潜意识有时也能掌握适度的分寸。

譬如自惩,如果你为自己折断了一枝树杈而不安,你的自惩最多表现为手有些不舒服,好像折树杈时手扭了一下一样,绝不至于以手臂伤残的严重方式来自惩。你因为过劳,需要略事休息,那么感冒是合适的疾病,绝不至于造出一个癌症来。

然而,你又不可太信任潜意识。

因为潜意识常常是感情用事的。

它处理问题的方式不一定合理,不一定符合一个人的长远利益及整个社会利益。

当你不认识潜意识制造疾病的本质时,当你不善于从疾病中看到自己的人生处境、人生矛盾并正确调整自己的处境、解决矛盾时,那么,潜意识制造的疾病,常常会成为你某个人生阶段不得不的、必然的、"唯一"的选择。

然而,当我们有了认识疾病、认识自己的清醒头脑后,就会站在较高的立足点上,看清疾病的某些所谓"需要""好处"对我们是没有必要的,是有害的。

如下几条是我们每个人都应该知道的:

一、疾病常常是短期行为。它更多的只是考虑眼前利益。它带有很大的"感情用事"的特点。疾病常常表现出潜意识短见的一面。

二、疾病对于其要达到的目的,有时是程度"正当"的,有时是"过当"的。也可能,感冒作为最初的疾病出来,是为了解决过劳的压力,目的是为了休息两天,却引起并发症,结果大病一场,极个别的甚至导致死亡。这叫疾病在达到目的的过程中"过当"。

自惩也可能"过当"。

表达情绪也可能"过当"。

有各种各样的"过当"。

三、很多"需要",很多"好处",可能是对我们有害的。

为了战胜家人,用疾病来达到目的,结果,战胜是战胜了,但是,既伤害了家人,也伤害了自己。

这种"需要""好处"是没有必要的,是不合理的。

四、疾病之所以是"情绪用事""感情用事""意气用事"的,因为这常常是潜意识思维的特点。

同梦一样,疾病更多的是潜意识情绪用事、感情用事的产物。

而情绪用事、感情用事,结果常常可能是有害的。

一切非理智思维都有这种可能。

五、疾病是惯性的。为了达到一定的目的,造出了相当的疾病。目的达到了,但疾病不一定能再收回去。

于是,疾病的恶果就一直在伤害你。

这是所有人都该明白的。

就像你为了发脾气,表示对夫妻另一方一时的愤怒,用力拳击电视机。手伤了,电视机坏了,愤怒充分表达了,你也一时战胜了对方。然而夫妻间的冲突只是一时的。冲突过去了,手上的伤并不能立刻痊愈,电视机也不能恢复原样。于是,你会为你的行为后悔。

疾病与你拳击电视机的行为是一样的。

六、疾病以其所谓"好处"诱惑你。它还以其"好处"长期控制你、毒害你。到一定时候,你可能深陷其中不可自拔。

生病有幸福感。

生病可以得到各种关照,可以获得各种利益。

结果却可能毁了自己,伤害了家人。

七、疾病有时是一个人悲剧命运的体现,是令人同情的。

疾病有时是一个人自私自利的体现,是令人憎恶的。

有时,既是悲剧命运的体现,又是自私自利的体现,让人又同情又憎恶。

八、上述几条中讲到的疾病,当然都是指潜意识制造的(或者是在相当程度上参与制造的)疾病。

就"这个意义上"讲,我们可以有一个格言:

疾病有时是一种局部自杀行为,是人的慢性自伤与自杀。

二

为了分析某些疾病的慢性自伤、自杀本质,我们先来考察各种工伤、事故。

我们接着上一章最后的内容讲。

人的伤亡事故,有的是不可抗拒的自然灾害造成的,如地震。除此以外,还有的是不可抗拒的(对于伤亡者来讲)社会性灾害。如战争,如工厂爆炸、火灾。

在这些自然性、社会性灾害中,受伤者、死亡者本人对灾害毫无抗拒、回避、躲避的余地及能力。完全是外界力量硬加于他的。

在这种情况下,一般我们认为,不是由他的潜意识造成了他的伤、亡。

然而,对于另一些事故,就要分析了。

例如,一个人开车时,不小心发生交通事故,因而伤或亡。

一个人过马路时,不小心撞上了车,发生了事故,伤或亡。

一个人在劳动中、工作中,不小心出了工伤事故,伤或亡。

等等。

这些事故,有些可能完全是由于个人"不小心"造成的,有些可能还有客观原因。

例如,你开车在路上走,其他车辆违章行驶,你躲避不及,结果车祸受伤或亡。

在这种情况中,有客观原因,应当说,也有某种程度的主观因素。因为一定程度上可以躲避。外界客观原因并不像地震等个人绝对没有抗拒能力的灾害,只是因为当时不够"灵敏",注意力没有高度集中,所以,没有及时躲避。

那么,对于这种种伤亡事故,我们就可以分析了。

凡是那些完全(或大部分)属于自己"不小心"造成的伤亡事故,潜意识负有相当大的责任。这责任只能在较小的部分上,肤浅而笼统地归结为"疲劳""没睡好觉""情绪分散,不集中""心中在想别的事""马虎、粗心"等精神原因。在更大的程度上,要归结于潜意识(也称无意识)"有意"制造的。

如果这里改用"无意识"这个词代表"潜意识",更能说明问题。

无意识"有意"制造的。

无意识有意为之。正好说明了人的意识系统制造事故的特点。

无意有意之间的作为。

为了说明是潜意识制造了这些事故,不妨从最小的事故,也即我们日常生活中的某些过失分析起。

譬如,我们有时候会不小心咬伤自己的舌头。这过失,这小小的事故,除了一般的原因外,有时后面有"特别的原因"。它常常发生在自己说了不该说的话,说了不该说的话后又后悔,或者要说某一句话,一瞬间觉得不该说,在心理及言语活动中发生冲突,这时,就把自己的舌头"不小心"咬了。

这"不小心"其实是潜意识工作的结果。

它在一瞬间造成了一个自伤的事故,来惩罚自己,因为说了不该说的话。

或者来解决自己的言语矛盾,因为想说某句话又觉得不该说,矛盾无法解决。

或者说了某句话,要改口。

或者原想说某一句话,临出口时觉得不妥,又改口。

在这些矛盾冲突中,咬舌头的事故就发生了。

这种自伤的事故其实同自伤的疾病是一样的,都是为了某种"需要"，都是为了得到某种"好处"。

自伤的方式同疾病不一样，似乎完全是过失造成的。

但结果是一样的。伤了不就是疾病吗？

舌头破了、肿了，不就是小病吗？

又譬如，一个人在切菜时不小心把自己的手切破了。这有可能确实是粗心大意、着急、技术不熟练等原因。

但在很多时候不是这样。

有时，正在切菜，突然听到一个意外的消息，对自己的情绪有冲击，结果切了手。

有时，因为最近做了什么"不该做"的事，有自惩情绪，结果"切了自己的手"。

因为手是做事的，切伤了它，就等于惩罚了它。惩罚了手，灵魂就可以躲避自疚的折磨了。

有时，因为切菜这些事情是自己不情愿的，或者因为不情愿伺候家人，或者因为有许多其他社会活动，不情愿缠缚于家务中，一旦切伤了手，就可以不再做家务了，解脱了。

还有许多可能。

在各种各样的可能中，潜意识都用"不小心为之"的方式，巧妙地制造小小的事故，以理智都不觉察的方式，解决了自己面临的矛盾，达到了目的，得到了"好处"。

如果理智事先清醒这一点，事情是不会发生的。因为潜意识在这里就是解决理智清醒范围内无法解决的矛盾的。

你不情愿照顾、伺候家人，这是你的情绪，然而，你又不得不伺候，这是你的理智。

有矛盾解决不了,潜意识就用不小心的事故回避了理智的审查,解决了矛盾。

在上面那些小小的"事故"中,其实已经包含了大的事故的全部心理机制了。

咬舌头是运用自己的形体制造的。它能借助的素材,可能是正在吃东西、咀嚼。

切伤手,能借助的是家务这种操作,借助刀、菜、案板这一外界环境。

把这个外界环境再放大一些,那么,就可能是在车间里开车床。

那时,你操作不灵,一不小心伤了自己,就与切菜切了手是一个性质了。

如果再把环境放大一些,有更多的外界因素参与,如你开车在街上,或者走路在街上,这时,你"不小心"出了交通事故,就不能说是你一个人的操作了。

有其他的车辆,其他的人。

你可能扮演了一个"被伤害"的角色。

然而,在有些情况下,这和你开车床、切菜时自伤的性质一样,仍是潜意识"有意"制造出来的事故。

在这种情况下,潜意识运用了街道上的各种车辆及状况,作为制造事故的素材。

这和制造疾病时运用病毒、天气等条件是一样的。

也许受伤亡的人在他自己看来、在别人看来都不可能是"自己想出事故"的,然而,我们通常看到的自己及他人是表面的东西,显意识的东西,理智的东西。

人的潜意识,自己常常是看不清的。

你不是明明在很好地伺候家人吗?你不是一直都很认真主动地工作吗?然而,你的潜在情绪并不情愿。这潜在情绪是你的自觉意识不愿承认的。那样,你会受到道德感、义务感、责任感的批判。那种情绪只能潜在存在,它只能以制造事故的方式象征地表现出来。

对于切菜、开车床,这种完全因为自己不小心造成的事故,潜意识在其中扮演一个制造事故的主角,是有一定可能的。

对于类似交通事故类型的事故,有外界多方面的因素参与,我们的分析可能就要更具体一些。

要判定伤亡者当时的处境,分析他的心理情结。

在多大程度上,这事故对于他是由不可抗拒的外界因素加给的。在多大程度上,是由于他纯粹的、没有任何内心情结的疲劳驾驶造成的、经验不足造成的、注意力不集中造成的,等等。

最后,在多大程度上,是由于他内心深处有制造事故的需要,由潜意识"有意制造"了这个事故。

当然,这一切只是疾病学意义上的分析,心理学意义上的分析。

它不能取代任何法律分析。

可以大致肯定的是:

一、有些事故确实是潜意识制造的"自伤"行为。它与潜意识制造疾病的行为,性质是一样的。

疾病是慢性自伤。

事故是急性疾病。

二、那些造成重大伤亡的事故,如果属于潜意识"有意"制造的(或者在相当程度上是潜意识参与制造的),那么,潜意识在这里实际上是在制造"自杀"。

以制造事故的方式实现死亡,是一种隐蔽的自杀。

托尔斯泰笔下的安娜·卡列尼娜是卧轨自杀的。

那是明显的自杀。

然而,如果换一种方式,当时处于痛不欲生的人生矛盾中的安娜以一种"不小心"滑到火车轨道上的"事故"形式而死亡,也是可能的。

后者,事故形式的死亡,只不过将自杀隐蔽起来。

三、自伤、自杀,严重程度不一样,性质一样。

自伤是"微型自杀""局部自杀"。

自杀是自伤的终极形式。

而潜意识制造事故造成的自伤、自杀,也是如此。

四、若做更多的调查、分析、统计,我们会发现,生活中有活不下去的心理情结、有明显自杀倾向的人,发生重大伤亡事故的比例要比常人高得多。

这充分证明,潜意识可以将自杀的倾向、自杀的潜在冲动,转化为重大的伤亡事故。

这也是一幅图画。

我们时常会发现这种情况,有许多在重大事故(例如交通事故、工伤事故)中伤亡的人,平时就有自杀情绪的流露。他可能会在感情冲动时说过:"我死了,你们就高兴了!""我死一个给你们看看!""我真不想活了！""我还不如让汽车撞死呢！"等言语。

那些言语把他潜意识的自杀冲动暴露了出来。

五、自杀与潜意识制造事故而死亡,本质是一样的。

如果再加以说明,那就是:

自杀:有意识的事故。

事故:无(潜)意识的自杀。

当然,这里是指无(潜)意识制造的死亡性事故。

六、夫妻关系恶劣、家庭生活痛苦的人,遇到重大伤亡事故的机会常常高得多。

过去,中国的迷信说法是夫妻相克。

其实,揭示了伤亡事故的无意识自杀性质,揭示了无(潜)意识制造事故的隐秘,这些情况就都好解释了。家庭关系恶劣,夫妻生活痛苦,这常常是最折磨人的,最容易让人生出"死"的念头的。

用"死"来表达愤怒、委屈、气愤、冲突、痛苦等强烈情绪。

用"死"来威慑对方,教训对方,战胜对方。

于是,潜意识中要"死"的念头,这种情结就可能在某一时刻(往往是情绪强烈的时刻),借助环境条件,制造了一个使自己伤或亡的事故。

三

现在,我们可以对疾病与事故进行对比了。

结论是很容易得出的。

潜意识制造疾病与制造事故,其心理机制是一样的。

就这个意义上讲:疾病是慢性的事故。事故是急性的疾病。

潜意识制造疾病,同潜意识制造事故一样,也是一种自伤、自杀行为。如果一种疾病确实是潜意识制造出来的,那么,说它是一种隐蔽的、含蓄的自伤、自杀,是再正确不过的事。因为自伤其实就是"微型自杀""局部自杀"。

所以,一言蔽之,疾病在一定程度上就是"自杀"。

慢性的自杀,隐蔽的自杀。

小病是局部的、微型的自杀,大病、不治之症,则是真正的自杀。

如果深细审视,某些人有时会有不自觉的、或多或少的、有的是很隐蔽的、很微弱的自杀倾向。

这是一些疾病的心理基础。

人是生命体。生命有两个最大的主题:生与死。

这是任何人不能回避的主题。

一个生命从其诞生起,生与死两个主题就开始交织主宰着生命的整个过程。任何一个人在一生中都不可避免地会出现这样或那样的死的愿望。这是很多人不愿承认的。

但确是事实。

只不过死的愿望通常是局部的,稍现即逝的,微弱的,隐蔽的。却是每个人都会经历的。

生与死作为生命的两个主题在生理上会有各自的表现,会有斗争、较量、相互转化的运动。

在心理上、意识系统中,也同样会有各自的表现,会有斗争、较量、相互转化的运动。

生理中有生的诸多表现,各种健康状态都是属于这种表现。生理中有死的表现,各种疾病、衰老都属于这种表现。

心理中,意识系统中,生与死,也有各种表现。生的愿望,生的信念,生的志向,生的精神,生的兴趣,生的愉快感情,生的追求,生的理想,等等;同时,也有死的愿望,死的倾向,程度轻了,就是病的愿望,病的要求,等等。

无论如何总可以说:

疾病是身、心两方面死的主题的体现。

疾病是指向死亡的。

疾病的最终极形式是死亡。

疾病是通往死亡的桥梁。

疾病可以由不可抗拒的外界因素或先天个人因素引起,疾病在一定程度上也可以被潜意识制造出来。

就后种疾病而言,我们说疾病是慢性自杀,是准确无误的。

如果对疾病是慢性自杀这一命题有所发挥与注释,那么,我们就可以得到以下结论:

一、疾病是死的主题的体现。疾病在一定程度上(潜意识制造的程度上)是一种"自杀"。慢性的自杀。局部的自杀。

二、人在一生中有时可能会出现某种程度的、某种形式的、明显或隐蔽的死的愿望、自杀的倾向。

这是疾病与死亡的心理基础。

三、死是最后的解脱,是彻底地推卸责任,是完全地回避矛盾,是最大地麻醉自己,是强烈的情绪表达,是求同情、求宽恕的最有力行为,是表示愤怒、表示抗议、表示不满的最强烈形式，是战胜家人、召唤亲人、调整自己与家庭、与周边人际关系的最后手段，是逃避各种债务、惩罚的最彻底的方式，也是自我惩罚的最高形式，是释放各种紧张压力的最充分方法。

死是解除生的痛苦的终极形式。

任何疾病都是最终指向死亡的，都是含着死亡的种子的。

疾病造成的新的痛苦，本身又可能成为死的愿望的酵母。

四、疾病的诱惑，即是死亡的诱惑。

也即是自杀的诱惑。

五、潜意识制造癌症等"不治之症"，是典型的自杀行为。

其他潜意识制造的疾病，也有不同程度的（有的是很微弱的）自杀成分。

六、当我们批评自杀是一种人生懦弱的行为时，还应该批评：疾病在一定程度上也同样是一种懦弱的行为。

七、在有些典型情况下，病亡与自杀是完全等同的。

安娜·卡列尼娜的自杀，《红楼梦》中林黛玉的病亡，是完全等同的。

没有任何差别。

八、疾病在一定程度上是一种慢性自杀。理解了这句话，人类就会在自我认识方面完成一个飞跃。

第十七章

疾病的社会学、哲学、宇宙学意义

一

　　写到这里,我们会感到一种矛盾对立的倾向。

　　分析疾病,是要使人们理解疾病在相当程度上是"由心生"。只要从精神上站起来,把心放开,放明白,我们就可以战胜许多疾病,把健康的权利掌握在自己手中。这是上天给予每一个人的权利。

　　然而,当我们从社会学、哲学、宇宙学的意义考察疾病时,立刻就又知道:疾病在相当程度上是人类社会的必然现象,是整个人类社会不可缺少的环节。没有疾病的"调节作用",人类社会就太紧张了,有可能存在不下去的。至于其哲学、宇宙学的意义,就更让我们对疾病采取达观的俯视态度。我们只不过把疾病当成宇宙中的一种存在来对待。

可以说,疾病是一个极好的哲学课题。

我们的"新疾病学"虽然对疾病的分析是冷峻的,然而就总体而言,我们有更多的人文主义热情,要给人类以战胜疾病的决心与信心。

而社会学、哲学、宇宙学意义上对疾病的审视,是非常冷静的。它不动声色地进行剖析。疾病在这里表现为一种"必不可少"的存在。

但愿朋友们能从统一的高度上理解这样两个角度分析疾病表现出的"对立"倾向。

二

关于疾病的社会学、哲学、宇宙学意义,这该另有专著。在本书中,我们只能做一个提纲式的简要描述。

一、疾病是一种自然现象(首先如生物现象),又是一种社会文化现象。

分析了疾病,既能使我们发现许多自然科学(首先如生物学、医学等)的真理,也能使我们发现许多社会科学的真理。综合起来,就会使我们在哲学上、宇宙学上都有新的发现。

人类的自然性环境、自然性生命特征与人类的社会性环境、社会性生命特征是融合一体的。

这个宇宙中,说到底是没有分别的。

二、就社会文化分析,疾病在一定程度上确实是一种重要的社会现象、文化现象。

如果能够把凝聚在疾病中的社会关系内容都剖析出来，那么，我们面前就有整个社会的解剖图。

因为，疾病确实凝聚了各种各样的社会关系内容在其中。

譬如，一个人之所以生病，除了酷暑严寒等自然原因，还有很多社会关系原因，也可能是上司的压力太大，也可能是同事之间关系紧张，也可能是竞争对手的压力，也可能是做生意牵涉的四面八方，也可能是夫妻关系紧张，也可能是父母卧病在床让其焦虑，也许是子女教育无计可施实在烦人，也可能被债主追债忐忑不安，也可能催债催不来而烦恼无奈，也可能在社会上受到不公正对待……数不清的社会关系都会成为一个人生病的心理压力来源。

而一旦一个人病了，又同样会牵动这一切又一切的社会关系。包括牵动患者与医院、医生、医保系统等社会关系。

疾病是社会的一个重要环节。

一个遍布一切领域、每一个人都无法回避的重要环节。

疾病在现代社会几乎像商品一样普通。

疾病在人类社会中发生、发展、流通、繁衍、滋生、转化，几乎联结、沟通、运用、制造了一切社会关系。

疾病既然在很大程度上是一种社会现象，那么，它就是在社会的机制中生长、运动的，它包含了社会的全部内容。

这也是一种特殊的全息。

一个人身上的疾病，全息缩影了一个人的自然、社会属性的全部特征。一个社会的疾病，也全息缩影了一个社会的全部特征。

当我们运用"文化"这一概念时，我们又可以说，如果分析透了疾病,也便对社会文化有了一幅完整的剖析图。

疾病在一定意义上是人类的一种文化现象。

或者说,它浸泡在文化中,它包含着文化的全部因素。

任何一个社会中的疾病,都可以折射出该社会文化的全部。

疾病在一定意义上是文化的一种特殊集中。

没有疾病的文化其实是不存在的。

当一种疾病在社会中出现时,它立刻就表现出:它的发生、发展与其所处的文化环境密切联系。全部文化的线索都牵连在其中。

疾病也是文化的细胞。全息着文化。

三、疾病对于一个人的"需要",对于一个人的"好处",我们已分析过。

疾病作为人类每个成员的必备功能,我们也阐述过。

从人类社会的角度来讲,疾病的第一个功能是:

界定每一个人、每一种势力的力量限度。

疾病使人认识到自己的"狂妄"、无度。

譬如一个人在职场上拼搏,累病了就会意识到该给自己减压。

疾病使每一个人、每一种势力(总是由一定的人组成)的无止境的利益追求与扩张得到限制。

从某种意义上讲,疾病本身就是每一个人、每一种势力的力量限度的体现。

没有疾病,人作为一种社会性动物,其力量的限度没有确切的身心表现。

四、疾病的第二个社会功能是:调节家庭的关系。这里有感情的、利益的、伦理道德等多方面的关系。

譬如某些家庭中妻子对夫妻关系的强烈不满与痛苦长期压抑下来便可能成为疾病；但倘若不压抑而任其爆发，就会导致直接的家庭冲突。疾病在这里就起到了缓冲的作用。又譬如一对本来正在闹离婚的夫妻，一方突然病了，而且病得较重，离婚便可能被无限期搁置。这又是疾病对家庭危机的缓冲。

疾病使家庭中的许多冲突得以缓冲，使某些联系得以维持。

当然，同时，它也腐蚀着家庭，使家庭遭到破坏。

例如，有些人不自觉（或许有点自觉）地长期用疾病来战胜家庭其他成员，或者以此维系家庭。殊不知这种"战胜"、这种"维系"下的家庭质量何其受损。

五、疾病的第三个社会性功能：调节整个社会关系。

既然疾病对于人有"二十大好处"，那么，就整个社会而言，它是社会各种人与人之间关系的调节机制。

疾病使人与人之间的关系受到调节。

疾病有时使尖锐的矛盾钝化、和缓，使有些联系得以维持。

疾病使整个社会的利益关系、感情关系、伦理道德关系受到某种调节。

总的来讲，疾病使社会内部的许多冲突得以和缓，避免社会的爆炸。

但同时，它用腐蚀的方式、慢性自杀的方式来破坏社会的生命。

疾病对整个社会来讲，也是一种"自我示警"，也是一种压抑的情感、情绪的变相的、含蓄的、隐蔽的释放。

如果没有疾病的这种作用,社会所有的紧张、愤怒、焦虑、仇恨、嫉妒、不安、痛苦、悲伤、忧郁等都以直接和公开的方式发泄出来,那么,任何社会都可能不复存在。

六、总之,疾病对于社会来讲,是一种必要的调节机制。

我们前面分析的疾病产生的内因外因,都可以从个体的人扩大到整个人类社会。

疾病就是表情。

疾病就是相貌。

疾病就是宣言。

这些格言,对于整个社会都成立。

从我们的"新疾病学"对疾病的分析,可以对疾病的社会学意义,推导出许多直接的结论。

七、疾病对于个人,是转移、储存、隐藏痛苦及各种不良情绪的方式。

疾病对于整个社会,也是转移、储存、隐蔽痛苦等各种不良情绪的方式。

疾病制造安慰。

制造社会安慰,人与人之间的安慰。

八、疾病有"示弱自保"的作用——对于个人。所以,对于整个社会,疾病增加了社会各个环节间、各种冲突间的缓冲。它弱化许多矛盾,缓解许多矛盾。

其实,疾病的许多功能,如转移、储存、隐藏痛苦,如获取同情与照顾,等等,都有弱化社会矛盾的作用。

九、然而，疾病也是人类社会的一种竞争法则、淘汰法则。

疾病总是把许多人从各种竞争中淘汰掉，从社会的生存中淘汰掉。

除旧布新。

十、考察人类几千年历史，结合重大历史人物在历史上的作用，那么，我们还可以说，疾病以及疾病导致的死亡，还是一些社会变化得以实现的契机。

一个历史人物与一定的社会、政治现状相联系。当他的历史使命完成了，历史（社会）不需要他了，疾病与死亡即出来促成他的退位。

其实，按照我们的"新疾病学"的理论很容易直接推导出这个结论。

当一个历史人物感到社会与历史不需要自己时，他的潜意识中自然就有了"死"的愿望，有了"自杀"倾向，这时，疾病的出现，导致死亡的疾病出现，都是必然的。

就这个意义讲，疾病与死亡有时是社会发生变化的催生婆。

十一、疾病又是艺术。

整个社会的众多疾病在讲述各种各样的故事，在隐喻各种各样的情结。甚至可以说，疾病在制造各种各样的故事。譬如《红楼梦》中林黛玉的疾病就在"讲述"她的爱情悲剧故事，或者说是她爱情悲剧故事的一部分。其隐喻的内心情结更不用说。而她的疾病本身又"制造"着这个爱情悲剧故事的许多情节，她的小小一病便牵动贾宝玉，她的大大一病就牵动整个贾府。

疾病在人类社会中隐喻地、曲折地描述着许多事情。

读疾病，能读出社会的许多思想、感情、风俗。

譬如读《红楼梦》中的各种疾病，不仅是林黛玉的疾病，还有贾宝玉的疾病，贾母的疾病，秦可卿的疾病，王熙凤拿起刀要杀人的"精神失常"的疾病，都能读出一个社会的思想、感情、风俗来。

十二、疾病也是宗教。疾病是通往宗教的一个经常的桥梁。

佛教的产生最早源于释迦牟尼年轻时对生老病死的痛苦感触。基督耶稣的传道说教则经常在治盲起瘫等解除众人病痛的过程中进行。

疾病产生宗教情绪。

宗教的安慰、说教常常运用人类在疾病中的痛苦感受。

宗教常常扮演一个拯救解脱疾病、死亡痛苦的万能者的角色。

没有疾病，没有疾病的痛苦，人类的一半宗教都要消失。

疾病以及由之而生的痛苦，是宗教的土壤之一。

对疾病的研究，同时可以透视宗教。

十三、疾病又是哲学。疾病使人痛苦，痛定思痛，痛苦中的思索，是哲学冥想的源泉。

这不仅是哲学家也是常人能体会到的规律。一旦病了，就容易超脱世俗，有各种清醒点的想法。

没有疾病的痛苦，人类的哲学思索会减少一多半。

因为疾病还包含着死亡。

没有死亡对于生的映照，哪有哲学的思考？

哲学，说大了，是对宇宙、对人类的最抽象、最一般的思考。

然而，任何思考都是从人的切身体验出发的。

最切身的体验在于人的生命本身。

对生命、对生命的生与死毫无体验的人，很难成为哲学家。

整个人类没有对生命的生与死的体验，也就没有哲学。

哲学与宗教有相似之处，又有不同之处。

企图指明人类痛苦的原因，并企图解脱痛苦，大概是各种宗教与哲学共同的地方。

只不过方式不同。

宗教更玄虚，更幻觉。哲学更实在，更清醒。

宗教是梦中的智慧。哲学是智慧的梦。

十四、疾病是人类社会中死亡倾向的体现。

疾病是死的主题的体现。

疾病是人类的慢性自杀。

疾病是人类感情用事的象征。

疾病是整个人类吸毒的特殊表现。

十五、疾病是社会的腐败、衰朽、消极、丑陋因素的汇集。

社会病越多，这个社会中人的疾病也越多。

社会生活越不健康，越有病，社会中人的疾病也越多。

人的健康程度是衡量一个社会的健康程度的最重要标尺。

十六、疾病也是对人类进行惩罚、教育的最有力手段之一。

疾病及其带来的痛苦、恶果，使人类认识许多东西。

没有环境污染带来的疾病，人类能够认识到破坏生态环境的罪恶吗？

没有疾病的痛苦，人类任何一个成员能够清醒地认识自己及周边环境吗？

疾病有时使人类有多一点的冷静与清醒。

上天用疾病教训人类。

上天在给人类健康的权利之前，先以疾病警告世人。

十七、疾病规范人类的行为、生活。

艾滋病不正在规范人类的生活方式吗？

没有疾病的种种规范，人类在有些地方会无法无天，会无伦无理，会无道无德。

十八、因此，疾病既有诱惑，是魔鬼；疾病又有威慑、恐吓的作用，如圣神。

疾病划定很多界限，告诉人类以一定的规矩行事。

疾病是人类社会许多法则的母亲。

十九、疾病常常又是人类社会的短见、短期行为。

疾病在给人类社会带来某些好处的同时，又在破坏、腐蚀、瓦解、摧毁人类。

在某种程度上，疾病是人类最愚蠢的现象。

疾病中聚集、隐藏着最大的罪恶。

聚集、隐藏着最大的自私。

聚集、隐藏着最大的愚昧。

二十、然而，无论从哪个角度讲，疾病都是人类社会有机的一部分。

疾病在一定意义上讲是必需的，人类不可能完全没有疾病。

疾病在一定意义上讲是必然的，人类不可能在目前这种状态下完全取消疾病。

也许，疾病现象要伴随人类整个生涯。

当然，也可能有一天，人类到了与现在完全不同的境界，能够完全取消疾病。

在此之前，人类就要正视疾病的现实。

人类能够努力的是：尽可能地减少疾病。

这是无论如何应该也能够做到的。

二十一、人类战胜疾病，减少疾病，乃至消除疾病，要有两方面的进步。

一个是自然科学的进步。提高对各种自然灾害、自然性致病因素的抵抗能力，有更先进的科学（包括医学）技术。

另一个是社会—心理学意义的文明进步。改造我们的社会，改造我们的文化，重建我们的心理。

人类获得自然科学上的进步，还容易些。

而人类要在社会、文化、心理意义上减少、消除疾病，那就必须减少、消除社会对疾病的需要。当社会对疾病的需要逐渐减少、消除，或这种需要被其他更合理的方式取代时，疾病就其社会、文化性质方面，才能逐渐减少、消除。

二十二、地球上的人类，是一种宇宙现象。

人类的疾病，自然也是一种宇宙现象。

人类的出现，是宇宙的演化。人是宇宙的精灵。

人类的疾病，也是宇宙演化的内容。

疾病是个并不美丽的存在。然而，它是宇宙的一部分。

它总有它的所谓含义。人类终归会认识它。

因为人类终归会认识自己。

第十八章

揭开"新健康学"的序幕

一

为了使我们的"新疾病学"为更多的现代人所理解,我们曾从各个学科角度与现代科学接轨。我们尽可能运用了现代心理学、生理学、医学、语言学、思维学、精神分析学、社会学等学科的已有范畴作为我们论述的出发点。

我们尽可能使我们的"新疾病学"在每一个现代人读来是一个自洽的、好理解的理论。

而实际上,它又是一个新的理论。它在很多方面是反传统的。

现在,我们不妨再直截了当地讲几句话:

一、意识也是一种物质。

意识与物质并不像我们传统物理学、哲学定义的那样对立、"绝缘",那样绝对分别。意识(或称精神)具有许多直接的物理属性。意识与物质之间的沟通与转化有比我们知道的多得多的内容。且不说意识活动本身依赖于人的大脑这样一个"物质"系统。以往对意识与物质的过分"绝对"的分别,只是人类某个阶段的认识局限性而已。

质量与能量,在牛顿时期的物理学中是绝对分别的范畴。质量和能量之间是不可能转化的。

然而,到了爱因斯坦时期,物理学已把质量与能量通融了起来。$E = MC^2$ 的公式,已经沟通了过去是"绝缘"的质量、能量间的联系。

其实,对于物质与意识,未来生命科学的研究,必将证明它们之间原本也是通融的,也是互相转化的。

意识与物质的转化之一,就是意识可以以某种"直接"的方式改变物质性质。

而这种"物理性"功能如果表现在对人体的作用上,那么,其医学、生理学的意义就十分明显了。

二、人体确实是心理与生理全息对应的结合体,是意识系统与生理系统全息对应的结合体。

对这种全息对应,要有全新的认识。

意识的全部运动,都同步反映并作用、记录在生理之中。

比如人的情绪稍一变化,心跳、呼吸、全身肌肉、内分泌、神经系统等都会有相应变化。而这些变化都会日积月累留下"记忆"。可以说,人的任何一个"起心动念",整个生理都有对应动静。

如果透彻地认识这一点,那么,对人体的许多方面,包括疾病现象,都会有全新的认识。在这方面不妨透彻再透彻,超脱各种旧学说繁文缛节的束缚,直接抓住真理不放。

要用新的智慧眼光来洞察人的意识系统,洞察人的意识系统与生理系统的联系。

想一想,它们为何结合在同一个人体上,上天为何这样安排?

想一想,人体与整个宇宙有何关系? 与整个人类社会有何关系?

天下相通、联系、交往、交换、对应、相应的方式多得很。我们对于人体与宇宙之间、人体与人类社会之间的交通,大可不必局限于已有物理学、生理学、心理学范围之内。

人体与宇宙、与社会,是一应百应的,是无所不通的,是万千联系的,是心领神会、身交体融的。千万不要古板,束缚了自己的思想与发现。

三、意识本身的结构是深奥的。最初的心理学大概就没有潜意识(无意识)的概念。后来,有了潜意识、无意识概念。意识被分为显意识与潜意识两个部分。或者说,是有意识与无意识两个部分。

弗洛伊德的精神分析学对潜意识(即无意识)做了相当有贡献的分析,但是,任何一个人的贡献都是有限的。它最大的成果是揭示了梦、神经症等现象的心理机制,相随的还有过失、遗忘等。

人类在各方面的认识都是循序渐进的。对于人的意识系统的认识也是一样。

我们现在提出了多层次的意识论,把狭义的潜意识扩展成广义的潜意识。

当我们把意识分为六个层次,显意识、下意识、狭义潜意识、超感潜意识、做功潜意识、自性潜意识,我们想说,这种划分也是一种模拟性的。

或者说,是提出了一个意识结构的模型。

需要再加说明的是:这是一个再简化不过的模型了,可以说是最通俗的"比喻"。

意识的结构,无疑是宇宙间最奥秘的事情。它可能(也可以说一定)比宇宙的黑洞、基本粒子中的内部结构更神秘。

我们对意识的认识,目前只能是一种近似的描述。

我们关于意识结构的模型及理论,能够满足现阶段生命科学的研究需要就可以了。它能对我们现在考察的现象作出解释,又能做出某些科学的预见,就可以了。

关于意识结构的模型、理论,肯定还要迅速发展。

即使在不久的将来,我们有了更完善得多的意识结构模型及理论,也很难说是终极的真理。就像我们对宏观宇宙及微观粒子世界的认识一样,各种各样的宇宙模型、微观世界的模型,至今也不能说是终极真理。

人类对世界的认识,大概永远是个未完成式。

永远是个过程性的事情。

然而,每个阶段都有每个阶段的相对真理,这是没错的。

现在,我们不妨抓住"多层次意识论"这个模型及理论,更大胆地直面人体各种生理、心理现象。我们一定会在意识的认识上有大的进展。

人类对自己意识的认识,要远比对自己生理的认识肤浅。

而这种不平衡性也充分反映到医学上。

人类医学对疾病的认识,关于意识方面要远比关于生理方面掌握得少。

我们的"新疾病学"可以说在试图弥补这个缺陷。

四、我们的"新疾病学"对人体意识系统与生理系统之间的全息对应,做了具体的分析与概括。对心身两系统全息对应的人体,如何在外界自然性刺激与社会性刺激的合并作用下产生疾病的规律,也做了相应的概括与描述。

这全部概括与描述,将来或许可以做一个更完整的模型和结构图示。

此时,不妨把事情归纳得更简单一些。

我们可以把天下所有对人的影响都用"信息"这个概念来概括。

信息是最广义的。它可以是物质的,也可以是意识的;可以是自然性的,也可以是社会性的;可以是实的,也可以是虚的;可以是过去时的,也可以是现在时的;可以是现在时的,也可以是将来时的;可以是瞬间的,也可以是长久的;可以是三维空间性质的,也可以是超三维空间性质的;可以是良性的,也可以是恶性的;可以是外来的,也可以是内存的;可以是感觉的,也可以是超感觉的。等等。

我们把所有对健康有利的信息,称为正信息,良性信息。

把对健康不利的、有负面影响的信息,都称为负信息,不良信息。

那么,我们就可以一分为二地区分天下所有信息。

正信息,除了良性的自然性因素、良性的物质因素外,还有意识方面的大量良性信息:正意识,正念(正意念),正见(正见识),正思维,正思想,正志向,正观念,正理论,正暗示,正文化,正逻辑,正伦理,正道德,正感情,正情绪,正兴趣,正意志,正性格,正个性,正医学理论,正医疗,正禁忌,正影响,正精神,等等。

负信息(也可以称邪信息),除了不良的自然性因素,不良的物质因素外,还有意识方面的不良信息:负意识(或称邪意识),负(邪)意念,负(邪)见识,负(邪)思维,负(邪)思想,负(邪)志向,负(邪)观念,负(邪)理论,负(邪)暗示,负(邪)文化,负(邪)逻辑,负(邪)伦理,负(邪)道德,负(不良)感情,负(不良)情绪,负(不良)性格,负(不良)个性,负(不良)医学理论,负(不良)医疗,负(邪)禁忌,负(邪)影响,负(邪)精神,等等。

正信息有利健康。负信息不利健康,导致疾病。

不良的意识信息同不良的物质信息一样,是"致病因素"。

我们要提出信息致病的概念。

就意识信息而言,就有:

意识致病。

意念致病。

暗示致病。

文化致病。

观念致病。

思想致病。

情绪致病。

禁忌致病。

等等。

这同微生物等致病因素能致病一样。

这样,我们在讲到致病因素时,就不止有:微生物性因素,机械因素,物理因素,化学因素,缺乏必需物质,过敏原的因素,等等。

还有:观念性因素,文化性因素,暗示性因素,情绪性因素,意念性因素,等等。

意识致病,并不比微生物致病作用小。

人类必须认识这些。

我们的健康原则、健康策略之一,用中国古话讲,就是:扶正祛邪。

就是要用正信息战胜负信息。

《黄帝内经》讲:"邪之所凑,其气必虚"。

这时,负信息聚集,邪气聚集,正不压邪,人体就必定生病。

《黄帝内经》又讲:"正气存内,邪不可干。"

这时,正信息聚集,正气占优势,以正压邪,人体就健康无病。

如果我们提出"新健康学",那么,它的重要指导思想就在这里。

就是以正压邪。

以正拒邪。

以正驱邪。

以正胜邪。

所谓"以正拒邪",是以正思想、正意念、正意识、正精神、正信息、正气抵抗各种负信息、负意识、邪气的入侵。

所谓"以正驱邪""以正胜邪",是指负信息、负意识、邪气一旦入侵(那总是会发生的),就以正信息、正意识、正气驱除之、战胜之。

而人在常态下,则一直保持"以正压邪"的态势面对环境。

二

讲到"扶正祛邪",我们实际上已由"新疾病学"进入"新健康学"的范围。

在这里不妨就"扶正祛邪"这个通俗的成语,略说一下"新健康学"的宗旨与思路。

一、树立正确的健康学意义上的人体—宇宙观。相信人是宇宙的全息缩影。

相信人天相应。

相信人天合一。

相信人与宇宙的信息相通。

相信人可以从宇宙中用各种方式汲取能量。

人的健康态,就是人天合一态、人天相应态。人的疾病,就是人天合一态、人天相应态受到某种程度的干扰与破坏。

要排除这些干扰与破坏。

要去除各种对人天合一怀疑的观念。

那是不良的观念。

二、建立"新健康学"所要求的社会文化观。

任何制造人类疾病的社会现象、文化现象,都要能对其透彻审视与分析。

要批判制造疾病的文化。要摆脱这些文化对自己的污染。

要用健康的文化扶持自己的精神。

要使自己自然、从容、积极、乐观、安详、大度、超脱。

要使自己在社会生活中进入健康的角色。

尽量避免被疾病诱惑和控制,尽量避免以疾病来做自己达到各种目的的手段。

三、要使整个社会都对疾病有新的认识。

要使整个人类都用新的眼光看待疾病。

要使所有的人都善于分析疾病现象。

都善于审视自己的疾病。

摆脱了制造疾病的文化逻辑的控制,我们的健康运动才会有新的实质性内容。

四、要总结、推广一整套行之有效的新治疗手段、新康复手段、新健身手段。

它是已有治疗手段、康复手段、健康手段的补充。

手段即是技术。

手段即是方法。

手段即是诀窍。

这一整套新手段、新技术、新方法,来自古今文化的交融。

来自东西方文明的汇合。

为人类的健康而探索,而努力,大概总是符合世界文明的方向的。

后　记

一

一位女性白领夜晚做了一个梦，醒来后非常紧张。她梦见母亲去世，身边围了很多人与去世的母亲告别，她也在其中。她担心母亲有什么不测，未及天亮就打电话给远在外地的母亲，母亲在惊诧之余告之安然无恙。她还是不安，怕此梦是什么不好的预兆，让我帮她解析。我问她最近发生什么和母亲相关的特殊事情没有，她说没有。我又问她最近有什么特别的个人经历，她想了想说，因为母校要换新址而面临拆除，于是她和同学们发起一个活动，从全国各地回到母校团聚，既为了纪念毕业多少周年，也是向原来的母校告别。"一拆就什么都没有了"。她对母校的校园十分留恋，那里曾留下她最美好的青春印迹。于是我告诉她，她的梦有答案了。梦中的母亲即是母校的象征；母亲去世，象征着母校要被拆除，而众人围聚与母亲告别，又象征着你们在与母校告别。她之所以做这个梦，是因为潜意识中压抑下的对母校的不舍。

听了我的这番分析，她恍然大悟，说是。她梦中的情绪的确与不久前在母校校园里流连时十分相像。

这个案例很典型地说明了人的潜意识如何制造梦。它使用的密码是"象征"。

二

梦是这样，殊不知疾病有时也是这样。

同样是这位女性，婚后多年虽数次怀孕，但每每流产。为了保胎，走了大大小小的医院检查妇科，并未发现任何异常。她婚前也未曾做过人流。医生诊断后说了种种可能，也吃了中西药和各类补品，均无济于事。眼看着年纪不小了，夫妻俩十分焦虑。她问我为什么会这样？我告诉她，这种情况的原因确实多种多样。除了妇科原因，其他如体质虚弱、气血亏损、工作过劳、生活不周、营养不全、饮食不当、情绪不良、精神创伤、运动过度，等等，都可以成为原因。但除却这一切通常人能想到的原因，有的还会有特殊的心理原因。

我先仔细问了她的夫妻关系。

因为此前我曾经分析过一些案例，有的女性之所以数次流产，是因为她的内心也即潜意识并不想生育。而不想生育的原因是夫妻关系不好，女方不情愿为"对方"生小孩。

但这位女性与丈夫关系良好，并不存在这个问题。

我又问她自己对要小孩的真实心理，并且讲了一个故事。

多年前我认识的一位女记者，也曾有过数次流产的经历。经过分析，归因于她的"儿童人格"。用我的话说，是自己当小孩还没当够，内心深处拒绝当母亲，不喜欢要小孩。那位女记者从表面看来似乎很想要小孩，但潜意识却是另一种态度。她的流产是潜意识作的怪。

然而，这位白领女性与那位女记者的性格完全不同，她的母性人格比较成熟，无论从哪方面讲似乎都没有拒绝生育的心理机制。

那么，造成她反复流产的潜意识密码在哪里呢？

我们继续谈话，在她无意识的自由联想中讲到的一个梦，让我有了发现。她说前两天晚上梦见自己又流产了，心里很难过，梦中丈夫抱着她很温柔地安慰她。我当时心中一动，问她最近流产过吗？她说没有。我又问最近发生什么事让她难过了？她是搞营销策划的，说最近一个很下功夫做的大项目失败了，感觉很受挫。

我又问：在这种时候你是否特别想得到丈夫的安慰却没有得到？她一下来了怨气，说是。她说自己这份工作差不多每个月都要或大或小地做一些项目，成功还是失败对于她而言特别重要。她人生的第一注意力差不多就在这里，成功了就高兴，失败了肯定难受。常常失败了想从丈夫那里得到点安慰，但对方根本不当回事，只顾忙他自己的事情。

我对这位女性说：你的梦破译了，你梦见流产其实象征着你的项目失败了，也就是项目流产了。而这时你渴望从丈夫那里得到的安慰又得不到，只好在梦想中实现。

她听了，想了，说对。

我接着问：你再想想，你过去几次流产是不是和自己的项目失败有关系？她想了想，有些不敢相信地说，前几次回忆不清楚，但最近的两次都和这种情况有关。项目失败了很难受，回来和丈夫说，什么安慰也没有得到，心里委屈得很，第二天就流产了。

我告诉她，她流产的潜意识密码也找到了。项目的"流产"即项目失败得不到丈夫安慰，只好用真正流产向丈夫诉说。而每一次流产，正如她这时插话所说，恰恰能得到老公很充分的安慰和照顾。

丈夫知道了这个分析结果后，先是很惊讶，在理解之后立刻对妻子表示，以后一定积极关心她的工作。若她的项目再遇失败，一定及时安慰，而且想办法帮助妻子策划更成功的项目。

丈夫的这个态度居然使妻子当场就获得信心。她说：我相信下次不会再流产了。我问为什么,她说,她内心的感觉就是这样。过去总是怕,越流产越怕,越怕越流产。但这次不知怎么搞的,她指了指心口:真的一点都不担心了。

几个月后,她果然成功怀孕,十个月后生出了期待已久的小宝宝。

这个案例很典型地说明:一、人的某些疾病是有潜意识密码的。二、同样的疾病,密码也不一定完全一样。如同样是非常规原因的流产,上面就讲了三种情况:一、夫妻关系不好,不愿意为"对方"生育;二、儿童人格,拒绝当母亲;三、用流产来诉说工作失败时未得到丈夫安慰的委屈。正如这个案例,有些潜意识密码很隐蔽,分析起来也很困难。然而,只要一分析清楚,问题常常有可能迎刃而解。

现代医学早已指出,人类有很大一部分疾病(大约百分之七十以上)属于"心身疾病",即是有心理社会原因的疾病。现代医学也证明各种各样的不良情绪,如焦虑、紧张、失落、沮丧、抑郁、痛苦,会成为生病的原因之一。中国传统医学也早就讲过"七情伤心","悲伤肺,恐伤肾,思伤脾,怒伤肝,过喜伤心"之类。应该说,心病会引起身病是现代人大都知道的道理,《破译疾病密码》的独特之处在于不停留于笼统地承认心理、情绪与疾病的关系,而是鲜明地指出,我们的任何情绪、愿望被压抑到潜意识中后,它会运用象征的手段,很对应地制造出不同的疾病。

它具体制造出什么病是有相应的潜意识密码的。

　　当然,这种潜意识密码不是简单机械的,要具体深入地分析。如有的女性因为长期夫妻关系不好,最初会如本书所论述的那样患妇科病,这是首要的,但随后,还可能又有一系列其他疾病,乃至最后某一部位患癌症。还可能因为其他疾病更突出,妇科病会被掩盖和忽略。各种情况都有。

三

　　本书有些篇章比较纯理论一些,如前面的三章,性急的朋友可以从第四章开始读。当你逐渐进入本书内容并且想深入探究人类疾病与健康的奥秘时,那么,本书那些显得抽象的理论也最好读读。如第二章、第三章中的那些内容,不仅汇集了相关的心理学、生理学等学科的成果,还包含了作者多年来的一些研究成果与独特发现。因为篇幅所限,本书对这些理论不能充分展开,那里的每一句话差不多都是提纲挈领的,有着丰富的含义。

　　弗洛伊德曾对神经症做过深刻的心理学分析,揭示了潜意识制造神经症的秘密。

　　《破译疾病密码》则指出,不仅是神经症,而且人类相当多的疾病都是由潜意识制造出来的。疾病在一定程度上是潜意识的图画。它与人的梦、过失、语误、遗忘、神经症、情绪、表情、相貌、艺术等都有相通之处。

　　当然,疾病也有纯粹生物性、自然性的原因,然而,充分指出疾病的社会性、文化性原因，无疑是特别重要的。

　　根据笔者对文化学的研究，发现人的疾病在相当大的程度上是文化化的。认清疾病的社会性、文化性原因，认清疾病的心理机制，认清疾病在很大程度上"由心而生"，是人生获得智慧的重要保障。

　　疾病既折磨自己，又折磨他人。

　　战胜疾病是真正幸福的。

　　对于现代人来讲，战胜疾病，在相当程度上应该依靠智慧。看清了疾病的面貌，我们就能使自己处于越来越健康的状况中。

　　如果你掌握了本书的理论与方法，那么，你不但可以自我分析，也可以帮助他人分析。你会发现，相当一些疾病（特别是慢性病）都有潜意识的密码隐在其中。

　　有了透视疾病的智慧，你可以像心理学家释梦一样破译疾病，由此，你会感到智慧的快乐。如果读了这本书，能够使你少病、无病，变得更年轻、更健康，那么，笔者无疑是高兴的。或者，因为你理解了《破译疾病密码》的理论，使得你对家人或亲朋好友的疾病有了更深的洞察，也有了更聪明的方法帮助他们，笔者会感到欣慰。

　　如果你想在人生中做一个能够洞察生活的智慧之人，那么，《破译疾病密码》的理论也许能使你增加透视心理的第三只眼。

　　对《破译疾病密码》理论的领会，会使你看清人类社会的许多图画。包括艺术。包括各种看来十分艺术的生活现象。包括各种充满情感色彩的人的表情、相貌与宣言。

当然,一定不要将本书的理论绝对化。

毕竟不是所有疾病都有可以根究的潜意识原因。或者即使有,它可能也并非是唯一原因。人生病的原因多种多样,如天灾造成的大量伤残,就与潜意识无关。

柯云路

图书在版编目(CIP)数据

破译疾病密码/柯云路著. —郑州:河南文艺出版社,2019.6(2019.10重印)

ISBN 978-7-5559-0829-6

Ⅰ.①破… Ⅱ.①柯… Ⅲ.①疾病-防治-普及读物 Ⅳ.①R4-49

中国版本图书馆 CIP 数据核字(2019)第 075058 号

Poyi Jibing Mima

破译疾病密码

出版发行	河南文艺出版社
本社地址	郑州市郑东新区祥盛街 27 号 C 座 5 楼
邮政编码	450018
承印单位	河南瑞之光印刷股份有限公司
经销单位	新华书店
纸张规格	890 毫米×1240 毫米　1/32
印　张	8
字　数	178 000
版　次	2019 年 6 月第 1 版
印　次	2019 年 10 月第 3 次印刷
定　价	38.00 元